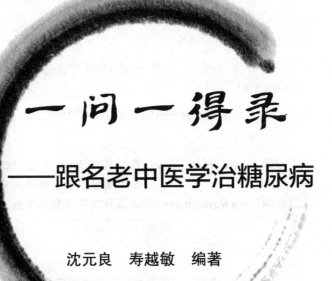

一问一得录

——跟名老中医学治糖尿病

沈元良　寿越敏　编著

U0235683

人民卫生出版社
·北京·

图书在版编目（CIP）数据

一问一得录：跟名老中医学治糖尿病 / 沈元良，寿越敏编著.
—北京：人民卫生出版社，2021. 1

ISBN 978-7-117-30966-0

Ⅰ.①一… Ⅱ.①沈… ②寿… Ⅲ.①糖尿病 - 中医治疗法
Ⅳ.①R259. 871

中国版本图书馆 CIP 数据核字（2020）第 264521 号

人卫智网	www.ipmph.com	医学教育、学术、考试、健康，购书智慧智能综合服务平台
人卫官网	www.pmph.com	人卫官方资讯发布平台

一问一得录——跟名老中医学治糖尿病
Yi Wen Yi De Lu——Gen Minglaozhongyi
Xue Zhi Tangniaobing

编　　著：沈元良　寿越敏
出版发行：人民卫生出版社（中继线 010-59780011）
地　　址：北京市朝阳区潘家园南里 19 号
邮　　编：100021
E - mail：pmph @ pmph.com
购书热线：010-59787592　010-59787584　010-65264830
印　　刷：北京汇林印务有限公司
经　　销：新华书店
开　　本：710×1000　1/16　印张：13
字　　数：206 千字
版　　次：2021 年 1 月第 1 版
印　　次：2021 年 1 月第 1 次印刷
标准书号：ISBN 978-7-117-30966-0
定　　价：45.00 元

打击盗版举报电话：010-59787491　E-mail：WQ @ pmph.com
质量问题联系电话：010-59787234　E-mail：zhiliang @ pmph.com

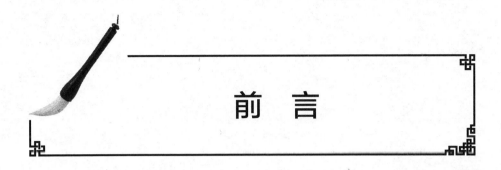

前 言

　　医案是中医临床实践的记录，不仅叙述了临证所见患者疾病过程的表现，更是一个医家辨证论治、临诊心悟的记录，是中医理、法、方、药综合应用的具体反映。近代精通医学的国学大师章太炎先生曾说："中医之成绩，医案最著。欲求前人之经验心得，医案最有线索可寻。循此钻研，事半功倍。"

　　本书共分三部分，第一部分为糖尿病论治，第二部分为糖尿病并发症，第三部分为糖尿病的自我调摄。本书采用西医学的病名，根据中医辨证论治思路，结合名中医学术经验，整理临证医案，并选用部分名家医案，分析阐释名中医辨证施治的方法，尤其将其学术经验在医案中以问答的形式加以体现。通过对名家医案的学习，使读者从中受到启迪，开拓诊疗思路，提高临床辨证论治的技能。本书文字易于理解，内容便于师法，阅读本书的中医师能够从这些糖尿病医案的临证方法与经验中获得心悟和借鉴。

　　本书所引用的医案系作者在临证和研究名老中医经验时接触到的部分医案，在此谨向原作者致谢！限于水平，编写中有不妥之处，祈望读者提出指正。

沈元良
2019 年 12 月

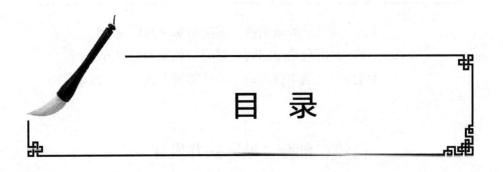

目　录

第一部分　糖尿病论治

第二部分　糖尿病并发症

第三章　糖尿病肾病

第四章　糖尿病周围神经病变

第五章　糖尿病其他并发症

第三部分　糖尿病的自我调摄

第六章　糖尿病的饮食起居

第七章　糖尿病的心身调养

第八章　糖尿病的运动疗法

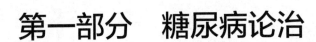

第一部分 糖尿病论治

西医学的糖尿病与中医学的"消渴",既有联系,又有区别,两者不能等同,亦不能混淆。中医学"消渴"的概念包括两个方面:即广义的消渴和狭义的消渴。广义的消渴泛指以多饮、多食、多尿等为主症的一类病证,包括西医学的糖尿病、甲状腺功能亢进症、尿崩症、皮质醇增多症等具有上述症状的内分泌疾病。狭义的消渴又称为消渴病,仅指以"多饮、多食、多尿,尿有甜味,如脂如膏,日久而形体消瘦"为主要特征的一种疾病,相当于西医学的糖尿病。消渴是因五脏禀赋脆弱,复加情志失调、饮食不节等诱因导致的脏腑阴虚燥热,气阴两虚,津液输布失常的一种疾病。临床以烦渴、多饮、多食、多尿、疲乏、消瘦为典型症状。本病患者以中老年人居多,病情严重者可并发心痛、眩晕、中风、麻木、痈疽等病证。

第一章 1型糖尿病论治

1型糖尿病旧称"胰岛素依赖型糖尿病",胰腺分泌胰岛素的细胞发生自身免疫性损伤,引起胰岛素绝对分泌不足。此病好发于儿童或青少年期,发病一般比较急骤,口渴、多饮、多尿、多食以及乏力、消瘦等症状十分明显,体重急剧下降,治疗方法是应用胰岛素,治疗目标是保证患者有良好的生活质量。1型和2型糖尿病的主要区别如下。

1型糖尿病: 基因缺陷,无法自主产生足够的胰岛素。缺乏胰岛素无法让细胞对多余的血糖进行储存,人体从而出现高血糖现象。需要终身用胰岛素替代治疗。

2 型糖尿病：后天出现胰岛素抵抗，胰岛素进行性分泌不足，胰岛素受体无法正常工作，细胞无法回应胰岛素而进行多余血糖的储存，人体从而出现高血糖现象。

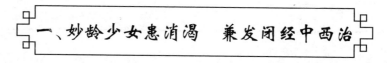

一、妙龄少女患消渴 兼发闭经中西治

【案例回顾】

一位青年女性由家长陪同前来就诊。据其母亲介绍，女儿姓刘，为在校大学生，现年 22 岁。患者 6 年前无缘由地突然出现口干口渴，每天喝很多水和饮料都不能解渴，同时小便量也比过去明显增多，体重也减轻不少。刚开始家人没太在意，后来发现女儿日渐消瘦，就怀疑她是不是在吃减肥药。耐心询问后，女儿说自己真的没有吃药也没有减肥。家人不放心，商量后前往省级某医院内分泌科就诊，当时医生先查了血糖，随机血糖为 12.5mmol/L，并且查了尿常规，尿糖（++++），进一步查 C 肽释放试验后，确诊为"1 型糖尿病"，并说明以后要一直使用胰岛素治疗。当时一家人确实接受不了——怎么好好的一个孩子，突然就得了这么厉害的病了呢？糖尿病不是中老年人才得的吗？如果要一直使用胰岛素治疗，担心会不会给孩子今后的生活带来不好的影响？虽然有诸多疑问，患者还是一直按照医生的嘱咐治疗，现胰岛素每日用量为短效胰岛素 24U、长效胰岛素 12U，三餐前 30 分钟皮下注射。近 2 年患者又出现了另一个奇怪的现象，月经量一次比一次减少，甚至出现闭经。经追询病史，患者现在已经没有明显的多饮、多食、多尿、体重减轻的情况，但不耐劳，一劳累就容易感觉疲惫，自觉体力差，睡眠质量尚可，大、小便也较正常。查其舌脉，舌质红少苔，脉沉细。查随机血糖 8.3mmol/L。

本患者中医诊断为消渴（消瘅），经辨证当属气血不足，肝肾阴虚。

处方：生黄芪 30g，丹参 15g，女贞子 15g，当归 9g，川芎 9g，桃仁 9g，红花 9g，山茱萸 9g，枸杞子 9g，淫羊藿 9g，赤芍 9g，肉桂 6g。共用 12 味药，水煎服，每日 1 剂，分 2 次温服。

【师生问答】

学生：老师，西医学之糖尿病，据我所知按照世界卫生组织专家组的建议,可分为 1 型糖尿病、2 型糖尿病、妊娠糖尿病和其他特殊类型 4 种类型。那 1 型糖尿病是怎么发生的呢?

老师:糖尿病,中医称之为消渴病,泛指以多饮、多食、多尿、形体消瘦,或尿有甜味为特征的疾病。消渴病,口渴引饮为上消,善食易饥为中消,饮一溲一为下消,统称消渴(三消)。中医将消渴病分为 4 个阶段,即郁、热、虚、损,分别与糖尿病前期、早期、中期及晚期(并发症期)相对应。本病在《黄帝内经》中又分为"脾瘅"和"消瘅"两类。"脾瘅"是较常见的类型,多见于 2 型糖尿病患者,这部分患者特征是体型肥胖,常伴有血脂、血压及血尿酸水平的异常。"消瘅"类似本例的 1 型糖尿病,其主要特征是发病时即表现为消瘦。简单来说,1 型糖尿病旧称"胰岛素依赖型糖尿病",好发于儿童或青少年期。是由自身免疫的原因或少数不明原因(特发性)破坏了胰腺内分泌细胞中具有分泌胰岛素功能的胰岛 B 细胞,造成胰岛 B 细胞数量明显减少,不能分泌胰岛素。这类糖尿病患者体内胰岛素绝对缺乏,发病一般比较急骤,口渴、多饮、多食、多尿以及乏力、消瘦等症状十分明显,体重急剧下降,需要用胰岛素替代治疗,治疗目标是保证患者有良好的生活质量。

学生:老师,这位学生,平时肯定要参加一些体育运动,根据她的病情,需要注意些什么吗? 能参加运动吗?

老师:结合该病例就要具体讲到 1 型糖尿病患者的运动疗法。1 型糖尿病患者参加运动,其运动量不宜过大,持续时间不宜过长。因为 1 型糖尿病患者接受胰岛素治疗时,血糖波动幅度相对较大,在胰岛素剂量相对不足时,运动可使肝脏葡萄糖输出增多,引起血糖升高,游离脂肪酸和酮体生成增加,对代谢产生不利影响。在胰岛素相对过多时,运动使肌肉摄取和利用葡萄糖增加,肝脏葡萄糖生成减少,血糖降低,极易导致低血糖反应。所以,1 型糖尿病患者如果病情稳定,可以在餐后进行一些缓慢运动,如散步、打太极拳等,但不宜剧烈运动。

学生:哦,原来是这样,这个病确实会给患者生活方式上带来很多变化啊! 还有点不太明白想请教老师,每种胰岛素的作用时长短是不一样的,这个与运动有关系吗?

老师:嗯,这个确实与运动有关系。注射胰岛素的患者一般不宜空腹运动，也不宜在胰岛素作用最强的时间内或者饭前运动。各种剂型胰岛素作用最强时间分别为：①超短效胰岛素注射后 1~2 小时。②短效胰岛素注射后 3~4 小时。③预混胰岛素 30R 注射后 8~16 小时。④预混胰岛素 50R 注射后 6 小时左右。⑤中效胰岛素注射后 7~9 小时。⑥长效胰岛素注射后 12 小时左右。

注射胰岛素与运动的间隔时间至少为 1 小时，同时应尽量避免将胰岛素注射在身体经常活动的部位。

学生：老师，那这位患者有糖尿病病史 6 年，闭经 2 年，那请问糖尿病和闭经这两者之间有因果联系吗？

老师：你想得很仔细，这两者之间确实有一定的因果联系。一般认为，代谢异常、神经营养障碍、微循环障碍等因素，均可影响卵巢活动周期，导致卵泡供血、供氧不足，发育受阻以致月经失调。同时月经不调又能使肾上腺素、去甲肾上腺素、皮质醇、生长激素分泌增多，从而导致血糖升高。整个过程处于一个恶性循环状态。

从中医角度讲，患者患糖尿病 6 年，闭经 2 年，病程已长，气血不足，冲任亏虚。消渴病以阴虚为本，燥热为标，病久则气阴两伤，阴阳俱虚。又由于瘀血内阻贯穿于本病病程始终。"气虚血瘀"，"阴虚血瘀"，所以瘀血内阻，血行不畅也是消渴病闭经的病机之一。

学生：老师，那患者服药后，后续病情变化怎样？还有就是患者比较关注的，她的月经还能恢复吗？

老师：二诊的时候，患者已服药 12 剂，月经仍未来潮，但自觉精神较前转佳，仅在活动后有轻度疲劳感，晚上睡眠质量好，二便也正常。再次诊查她的舌象、脉象，舌红苔薄白，脉象为细脉。从患者自述症状及舌脉来看，气阴不足已较原来减轻不少，所以二诊时处方为原方去赤芍，加制何首乌 15g，川牛膝 10g，加强养血、补肝肾之功，以期月经能早点恢复。三诊，续服 12 剂中药后，患者月经来潮。

学生：这位患者两次处方，一共服药 24 剂，药味不多，共 14 味。临床症状明显好转，月经也来潮了，应该说效果还是很不错的。能否请老师具体讲解一下这两次处方的具体用意？

老师：嗯，好的。这两次处方都具有补气养血、滋补肝肾、活血调经的功用。方中生黄芪、当归合用，取益气生血之意；肉桂补火助阳，温通经脉，和补气养血药合用，能鼓舞气血生长；山茱萸、枸杞子、女贞子、何首乌补益肝肾，因精血同源，故也能增强补血之效；桃仁、红花、丹参、川芎、赤芍、川牛膝等活血药推陈出新，使旧血消而新血生；淫羊藿以补肾阳为主，根据"阴阳互根"原理，即"善补阴者，必于阳中求阴"。故全方配伍，共奏益气生血、补益肝肾、活血通络之功，精血足，冲任调，则经血畅。

学生：老师，这位患者虽然经中药调治后月经已行，但是考虑到其糖尿病的病史，会影响她以后的生育吗？

老师：对于患有糖尿病的患者，在生育问题上，男女性别是有较大差异的。男性糖尿病患者的生育问题虽然不大，但在血糖控制好后再要孩子比较安全。女性糖尿病患者想要生育，必须遵照以下四个原则。

第一，不宜多生。因为每一次妊娠和分娩都会给女性糖尿病患者带来巨大的精神压力和身体负担，而且有一定的风险。

第二，最好早生。如果女性糖尿病患者打算生育，那么最好早生。因为随着病程的延长，各类并发症，尤其是肾脏和眼科并发症总会加重，所以晚生的风险更大。

第三，在血糖控制最满意的时候妊娠，因此要积极控制好血糖。

第四，在整个妊娠期间都要密切观察病情。尤其是要把血糖和血压控制在满意水平，才能顺利生下健康的宝贝。

学生：嗯，老师我明白了，只要规律用药，血糖控制良好，妊娠期间再注意观察监测，糖尿病患者是可以正常生育的。那我还想请问老师，糖尿病一般认为属于中医消渴病的范畴，传统中医药治疗消渴病的经典方剂有哪些？

老师：中医对糖尿病的认识与防治具有悠久的历史。《黄帝内经》称之为"消"，并有"消渴""消中""肺消""鬲消"等病名的记载。古时此病多发生在当时的上层社会，多因为饮食结构的比例失调，例如"夫热中、消中者，皆富贵人也"。《素问·奇病论》中记载："此人必数食甘美而多肥也，肥者令人内热，甘者令人中满，故其气上溢，转为消渴"。之后又经过东汉张仲景、隋代巢元方、唐代孙思邈、金元刘完素及朱丹溪、清代叶天士、近代张锡纯、现代施今墨等历代名医名家对消渴病的不断研究、实践，中医在治疗这一疾病上积累了丰富的经验，经典的方剂有大补阴丸、六味地黄丸、人参白虎汤、参苓白术散、逍遥散、地黄饮子、桃仁承气汤、补阳还五汤、玉泉丸等。

学生：老师，糖尿病患者尤其 1 型糖尿病患者日常生活中应注意哪些呢？

老师：既然患了糖尿病，饮食、运动等方方面面都会有不少要限制的地方，运动方面的注意点咱们前面已经提到过了，接下来再讲讲饮食方面的一些注意点。比如我们一般要求患者每餐控制在七八分饱，遇到需要减肥的患者，则要求他控制在五六分饱，食物的品种也尽量以素菜为主，荤素搭配要巧，晚餐要尽量少吃主食，可以少食多餐，细水长流，也可以每星期安排一天以吃菜为主，不吃主食。这些都是与糖尿病患者息息相关的，但也不能绝对，应做到"因人制宜"。

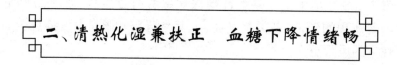

二、清热化湿兼扶正　血糖下降情绪畅

【案例回顾】

一天，一位青年男子走进了诊室，步履偏慢，表情淡漠。患者自我介绍姓李，26 岁，被某医院确诊为"1 型糖尿病"已经有 2 年多了。接着，他说起了他的父亲也是因为得了糖尿病，30 岁出头，年纪轻轻就去世了。自从他得知自己得了和父亲一样的病后，性情大变，变得悲观厌世、情绪烦躁，而且对治疗全无信心。

经病史采集，询问中了解到这位患者一直没有进行正规治疗，血糖控制情况不清，因此，我们先让他去查了随机血糖，高达 29.4mmol/L；查尿常规，尿糖（++++），且酮体阳性。再仔细询问患者，得知其口渴多饮十分明显，饥饿感强烈，每天要吃很多东西，人却日渐消瘦，同时还伴有双下肢感觉麻木不仁，双脚至双膝关节肿胀，全身乏力，脾气暴躁，经常易发火，舌淡红，苔黄腻，脉细数滑。

在施诊中根据中医四诊的资料,诊断为消渴病(消瘅),西医诊断为1型糖尿病,胰岛素依赖,所以首先还是建议他进行规范的胰岛素皮下注射治疗,但是这位患者也很坚决,表示绝对拒绝使用胰岛素。故我们只能退而求其次,先用栀子豉汤加味治疗,以探路。

处方:黄芪60g,太子参30g,淡豆豉45g,石膏30g,知母30g,栀子15g。共10剂,水煎服,分2次温服。

【师生问答】

学生:老师,对于2型糖尿,人们相对较为熟悉,至于1型糖尿病是个什么概念?您能不能给我们讲解一下。

老师:嗯,可以的,我补充一下,西医学认为1型糖尿病又名胰岛素依赖型糖尿病或青少年糖尿病,易出现糖尿病酮症酸中毒。本病又叫青年发病型糖尿病,这是因为它往往在35岁以前发病。又因为其仅占糖尿病的10%以下,所以不太为大众所熟悉。1型糖尿病是依赖胰岛素治疗的,也就是说患者从发病开始就须使用胰岛素治疗,并且要终身使用。原因在于1型糖尿病的患者体内胰腺产生胰岛素的细胞已经损坏,从而失去了产生胰岛素的功能。在体内胰岛素绝对缺乏的情况下,就会引起血糖水平持续升高,导致糖尿病。由此,我们可以判断出1型糖尿病是终身性的胰岛素损害,就目前的医疗水平来说,本病还未能根治,终身需要通过注射外源性胰岛素来治疗。而中医药对本病的治疗有一定帮助。如清代医家陈士铎在《辨证录》中描述了进食对解除消渴的意义,"得食则渴减,饥则渴尤甚"。这些宝贵的经验,为今天的糖尿病行为研究奠定了基础,为当代学者发现谷物保护下的血糖曲线提供了文献支持。这是中国古代记述碳水化合物对胰岛功能保护意义的临床经验记载。据说美国糖尿病协会目前主张高碳水化合物饮食,也佐证了陈氏记载的准确性。

学生:谢谢老师,这么说1型糖尿病和2型糖尿病是有根本区别的,那这些具体区别分别表现在哪些方面呢?

老师:其实1型糖尿病和2型糖尿病在发病年龄和病因、症状等方面都存在着一定程度的不同。

1型糖尿病多在25岁以前的青少年期起病,少数可在25岁以后的任何年龄起病。胰岛 B 细胞破坏的程度和速度相差甚大，一般幼儿和儿童较重、较快，成人较慢，由此决定了其临床特点不同。2 型糖尿病多发生在 40 岁以上成年人和老年人，近年来有发病年轻化的倾向。患者多肥胖，起病较缓慢，病情较轻，不少患者可长期无代谢紊乱症状。

1 型糖尿病主要是因为胰岛 B 细胞破坏，胰岛素绝对缺乏导致，绝大多数是自身免疫性疾病；2 型糖尿病主要是从以胰岛素抵抗为主伴胰岛素分泌不足到胰岛素分泌不足伴胰岛素抵抗。

学生：嗯，现在我们知道了这两种糖尿病的不同之处，可想而知治疗手段方法也肯定有所不同，老师前面提到，1 型糖尿病需要终身使用胰岛素，那 2 型糖尿病呢？

老师：确实是这样，1 型糖尿病患者只有依赖注射胰岛素才可以控制高血糖，稳定病情，口服降糖药一般无效。而 2 型糖尿病通过合理的饮食控制和适当的口服降糖药治疗，便可获得一定的效果。当然当口服降糖药治疗失败，胰岛 B 细胞功能趋于衰竭或出现严重的急、慢性并发症时，也是需要使用胰岛素治疗的。

学生：哦，口服降糖药物不能控制的 2 型糖尿病也是需要使用胰岛素的。谢谢老师给我们讲了这么多关于 1 型糖尿病和 2 型糖尿病的西医原理和治疗方法。那么中医认为糖尿病的病因病机有哪些呢？

老师：在中医学的文献中，关于糖尿病的论述很多，散见于"消渴""消证""渴证""渴利""消瘅""三消"等病证。

关于消，王冰注指出，消指消化，善消水谷。《景岳全书》则指出，消是消烁、消耗的意思。可见消渴病名还揭示了糖尿病的基本发病机理和基本发展趋势，即消渴病由内热伤阴所致。消渴病日久，消耗人体精气，可致人虚损，不仅令人疲乏、消瘦，最终更可导致多系统多脏器的并发症。唐代王焘《外台秘要》引隋代甄立言《古今录验》说："消渴，病有三：一渴而饮水多，小便数，无脂，似麸片甜者，皆是消渴病也；二吃食多，不甚渴，小便少，似有油而数者，此是消中病也；三，渴而饮水不能多，小便数，阴痿弱，但腿肿，脚先瘦小，此肾消病也。"更明确指出消渴有广义与狭义之分，狭义的消渴病表现为多饮、多尿、尿有甜味，即西医学的糖尿病；至于消中病表现为多食、不渴，尿中有油，则相当于西医学乳糜尿；而肾消病实际上是糖尿病并发症阶段的表现,是糖尿病肾病、阳痿、周围神经病变等多种并发症并存。

中医学对糖尿病的具体病因病机的认识,早在春秋战国时代,《黄帝内经》就提出消渴病的发生与体质因素、过食肥甘、情志因素、药石所伤、外感邪毒等有关,并提出"二阳结谓之消""阴气不足,阳气有余""血脉不行,转而为热,热则消肌肤,故为消瘅"的病机学说。《金匮要略》在重视胃热的同时,更加提出了肾虚消渴、厥阴消渴,成为古今医家认识糖尿病病因病机的基础。应该指出,古人非常重视内热伤阴的病机,但同时也重视气阴两虚病机、血瘀病机等。叶天士在《临证指南医案》中指出,消渴病"阴虚为本,燥热为标";陈士铎说:"消渴之证,虽分上中下,而肾虚以致渴,则无不同也",更强调了肾阴不足的重要性。但今天看来,内热不应该仅仅理解为燥热,因为脾胃湿热、肝经郁热、胃肠结热等都是其不同的表现形式。而且,我们强调消渴病内热伤阴的基本病机,并不是说阴虚内热证候最为多见。

事实上,病机常隐藏在证候的背后,而贯穿糖尿病及其并发症发生发展的始终。由于内热是邪火,壮火食气,所以消渴病气阴两虚证反而非常多见。如学习《千金方》《外台秘要》等书籍,可见收载有治疗消渴病的大量益气养阴方剂。而消渴病瘀血阻滞病机,源于《黄帝内经》,近代唐容川更指出"瘀血在里则口渴,所以然者,血与气本不相离,内有瘀血,故气不得通,不能载水津上升,是以发渴"。同时,本病确实存在脾虚、肝郁的病机。张锡纯就指出"消渴一证,古有上、中、下之分,谓其证皆起于中焦而及于上下"。从上所见,中医学对糖尿病的病因病机也就十分明了了。

学生: 老师,现在就这位患者,想问一下,为什么选用栀子豉汤加味呢?服药10剂后,患者有哪些情况得到好转?

老师: 好的。这位患者选用栀子豉汤加味是根据患者出现黄腻苔,临床上不论正气虚损程度如何,出现黄腻苔则能反映出患者湿热夹杂的状态。湿热不去,脾气难复,清气不升,浊气不降;其热不退,津液更耗,阴血更亏。治疗上须注意清热除湿,不宜使用过于苦寒之品,以免进一步损正伤阴。我们临证常选用栀子豉汤,或加石膏、知母以清解郁热,亦可用大剂量苍术除湿健脾。临床疗效证实,这样的处方不但可使多饮、多食的症状得到改善,而且血糖与尿糖也能明显下降。同时这里还使用了大剂量的太子参和黄芪,起到补脾升清的作用。

　　这位患者在服用中药 10 剂后,自觉体力增加,精神好转,复查随机血糖明显降低,减至 15.8mmol/L,复查尿常规,尿糖减少至(+),并且酮体消失。临床证明,对于正气明显虚损而苔黄腻者,清热除湿与补气扶正并进,可以获得较为满意的疗效。

　　学生: 老师,我们都知道五脏之中脾脏与湿的关系十分密切,本例患者在治疗过程中,关于湿热的概念,以及湿与脾脏的关系,我们应该怎样理解?

　　老师: 嗯,那就来讲一讲脾与湿的关系吧!脾脏的主要生理功能是主运化,包括运化食物和运化水液。其中运化水液是指脾气的吸收、转输水精,调节水液代谢的功能。具体表现为两个方面:一是将胃和小肠吸收的津液,即水精,以及大肠吸收的水液,由肾气的蒸化作用回吸收的水液,经脾气的转输作用上输于肺,再由肺的宣发肃降作用输布于全身,使"水精四布,五经并行"。二是在水液的代谢过程中起枢转作用。肺为水之上源,肾为水之下源,而脾居中焦,为水液升降输布的枢纽。凡水液的上腾下达,均赖于脾气的枢转。脾气散精,将水精和部分谷精一同上输于肺,其中清纯部分经肺的宣发作用,输布于皮毛、肌腠和头面诸窍而润泽之;浓厚部分在肺的肃降作用下,下行濡润五脏六腑。输送到皮肤肌腠的津液被利用后可化为汗液排出体外。输送到脏腑的水精,被脏腑利用后化为浊液归于肾或膀胱,经肾气的蒸化作用,浊中之清上升,经脾气之转输上达于肺,再次参与水液代谢,浊中之浊变为尿液排出体外。由于脾气在水液的升降布散运动中发挥着枢转作用,使之上行下达,畅通无阻,从而维持了水液代谢的平衡。若脾气运化水液的功能失常,必然导致水液在体内停聚而产生水湿痰饮等病理产物,甚至导致水肿,故《素问·至真要大论》中有"诸湿肿满,皆属于脾",的说法。临床治疗此类病证,一般采用健脾燥湿和健脾利水的方法。

　　糖尿病的病机主要有脾病湿阻、脾虚津亏、脾虚燥热、脾虚与血瘀、脾虚与脏腑虚损等。糖尿病与脾病、湿阻中焦关系密切,故其治疗当重视健脾与除湿,并根据所损及的脏腑、瘀血程度不同而施治。

学生：老师，请问除了您在本案中使用的栀子豉汤加味之外，我们常用的同补脾祛湿相关的治疗消渴病的方剂还有哪些呢？

老师：经典的同健脾补脾利湿祛湿相关的方剂很多，主要有参苓白术散、逍遥散等。前者健脾益气、化湿止泻，主治消渴病证属脾气不足者，症见倦怠乏力，少气自汗，纳少便溏；后者疏肝健脾，用于治疗消渴病口渴多饮，多食善饥，尿多味甜，口苦咽干，嗳气心烦，情志抑郁或急躁易怒，舌质黯红，舌苔薄黄，脉弦或弦细。

现代治疗糖尿病的中药名方有芪连汤、素清丸、益气养阴方、益气养阴活血方、降糖方等。

芪连汤由黄芪、楮实子、黄连、大黄、水蛭组成，用于治疗脾肾两虚、湿热瘀阻型2型糖尿病。

素清丸由黄连、白豆蔻、黄芩、泽泻、茯苓、生薏苡仁、苍术、杏仁、生地黄组成，具有清热化湿、健脾助运的功效，用于治疗湿热型2型糖尿病。

益气养阴方由党参、山药、五味子、泽泻、牡丹皮、苍术、黄芪、黄精、山茱萸、熟地黄、枸杞、茯苓组成，具有健脾益气养阴的功效。

益气养阴活血方由黄芪、太子参、玄参、麦冬、玉竹、石斛、丹参、枸杞、佛手、砂仁、赤芍、川芎、桃仁组成，用于治疗气阴两虚血瘀型糖尿病患者。

降糖方由黄芪、丹参、黄精、茯苓、山药、益母草、葛根、黄连、白术、知母、肉苁蓉、女贞子、金樱子、人参、生姜、大枣组成，功效补气养阴、益精活血，用于治疗2型糖尿病患者。

第二章　2型糖尿病论治

2型糖尿病的特征为：①起病较慢；②典型病例见于中老年人，偶见于幼儿；③血浆胰岛素水平仅相对性不足，且在糖刺激后呈延迟释放，有时肥胖患者空腹血浆胰岛素基值可偏高，糖刺激后胰岛素亦高于正常人，但比相同体重的非糖尿病肥胖者为低；④遗传因素甚为重要，但人类白细胞抗原（HLA）属阴性；⑤胰岛细胞抗体（ICA）常呈阴性；⑥胰岛素效应往往甚差；⑦早期时单用口服治疗糖尿病药物一般可以控制血糖。

2型糖尿病患者主要由于胰岛素抵抗合并有相对性胰岛素分泌不足

所致。这类患者并不依赖外源性胰岛素而生存,但有些需用胰岛素以控制高血糖症。在这类患者中可能有一些是特殊类型的糖尿病,明确后这类型比例可能会下降。该型大部分的患者伴肥胖,肥胖症本身可引起胰岛素抵抗。即使以传统体重指标界定并不肥胖的患者,仍可在内脏有脂肪的积聚。由于高血糖症发展甚慢,早期症状很轻微而不典型或无症状,故常经过许多年才被确诊。然而,患者很容易发生大血管和微血管并发症。面对胰岛素抵抗和高血糖症,尽管胰岛 B 细胞分泌更多的胰岛素,血胰岛素水平高于正常,仍不能使血糖正常化,说明胰岛 B 细胞自身免疫破坏,推测 2 型糖尿病是多基因突变或多态性变化有关的疾病,确切的机制尚未阐明。

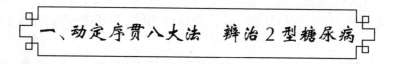

一、动定序贯八大法　辨治 2 型糖尿病

【案例回顾】

一位 30 多岁的青年男子前来就诊,自诉姓王,家庭装修工人,3 个多月前家人发现他食欲大开,午饭进食的饭菜量明显比往常增加了,有时候甚至要多吃一倍的饭菜,他本人细想后也发现,好像那段时间喝水量也明显增多了。尽管天气较热,工地劳动强度较大,但在和过去差不多的气温与劳动强度下,确实总觉得口渴想喝水,喝水量明显增加。开始他还不在意,但持续一段时间后,这些情况没有改变,再想起家里有亲戚得了糖尿病这种老人常说的"富贵病",也是有吃得多、喝得多的情况,于是在 3 个月前由家人陪同,去了一家市级医院的西医内科检查。据他所说,当时医生给他喝了糖水,还抽了好几次血,我判断当时医生给他进行了口服葡萄糖耐量试验(OGTT),且诊断为"2 型糖尿病",治疗期间口服了多种西药,具体药物名称患者说不清楚。按照患者的说法,吃了 3 个月的药,查血糖也还没有降到正常,近期空腹血糖仍有 7~8mmol/L。他自己感到很纠结,所以来找中医看看。经过询问,了解到患者心情郁闷,口干但喝水不多,容易感到疲倦,胃口不佳,睡眠质量也不好。察舌脉,舌偏红,苔薄黄根偏厚腻,脉弦滑。

该患者属消渴病(湿热内蕴,肝气郁结证),治拟清热化湿运脾,兼疏

肝理气,考虑消渴病阴虚为本的一般病机规律,酌加益气养阴之品,具体用药如下:

苍术 10g,黄柏 10g,薏苡仁 30g,车前草 30g,绵茵陈 30g,柴胡 10g,白芍 15g,牡丹皮 15g,薄荷(后下)10g,五爪龙 15g,生地黄 15g,地骨皮 15g,葛根 15g,甘草 5g。共 7 剂,每日 1 剂,水煎分温 2 次服。并嘱患者加强饮食运动治疗,原西药(二甲双胍缓释片一次 0.5g,一日 2 次)减量为一次 0.5g,一日 1 次。

【师生问答】

学生:老师,请问近年来糖尿病患病人数年年递增,是最常见的慢性疾病之一,临证如何来把握糖尿病的核心病机呢?

老师:首先,我认为要从"核心症状"来认识核心病机。糖尿病症状表现常较复杂,而临床辨证又要求从众多复杂症状中快速审查其病机。在总结多年临床经验的基础上,以"核心症状"认识核心病机,辨证要善于从四诊资料中发现最具特征性的症状表现及舌脉,快速准确地确立其核心病机。我们归纳出糖尿病核心病机所对应的核心症状分别是:①肾虚:腰膝酸软,脉沉。②气阴两虚:倦怠乏力,口干,舌质淡苔少。③肝气郁滞:急躁易怒或郁郁寡欢,脉弦。④血脉瘀阻:舌暗,舌底络脉迂曲。⑤燥热内盛:多食易饥,口渴喜饮,或伴有大便干结。⑥血分热郁:面红唇赤,舌红。⑦湿热内蕴:苔黄腻,脉滑数。⑧心神失养:心烦,失眠多梦。

应该说,每一个核心病机无论其外在证候表现如何多样化,总有其核心症状,关键是医者如何根据自己的知识和经验从中提炼,加以发挥。

学生:老师,您对这位患者的判断是属于湿热内蕴、肝气郁结证,初诊处方也已看到了,那他服药 1 周后,后续的治疗如何呢?

老师:嗯,这个病例相对完整,患者配合度也较好,我们具体回顾一下诊疗经过吧。

1 周后二诊:患者自测血糖较前下降,有少许头晕,纳眠好转,舌稍红苔薄黄,脉弦。嘱加强晚餐后运动,原西药继续服用,中药稍做调整:抓住舌脉特点,与前次对比,患者舌根厚腻减轻,湿热较前缓解,于原方基础上去苍术、黄柏；为减轻患者心理负担，嘱患者无须每日监测血糖，择取某一日测1次血糖作为下次就诊资料即可。

2周后三诊：患者血糖基本稳定，诉易疲倦，舌偏红、苔少，脉弦。考虑患者血糖控制可，且偶有低血糖发生，嘱停用西药，仅以饮食运动加中药治疗。抓住本次脉症，考虑气阴亏虚较前加重，予前方基础上加大了五爪龙、生地黄的用量。

1个月后四诊：诉血糖控制良好，大便偏干，舌质较前稍暗红苔薄黄，脉弦。考虑患者郁久化热，结于胃肠，予原方基础上改白芍为赤芍15g以加强清热活血之效，并加枳实10g理气通便。

2个月后五诊：诉大便调，无其余不适，舌质稍暗红、苔薄黄稍干，脉弦。考虑郁热伤阴，原方基础上去枳实，加北沙参10g，加强养阴之力。后续患者坚持不间断地就诊，根据患者出现的不同兼夹证加以灵活辨证施治，使得患者血糖控制达标，心情逐渐舒畅，遂嘱患者改每日1剂中药为隔日服用1剂。

该患者从血糖控制欠佳，到逐渐控制达标，整体身心状况得到改善，其治疗经历了"西药降糖→逐渐停药→纯中药治疗→逐渐减少中药剂量"的过程，运用"动定序贯八法"辨治糖尿病，即善于归纳核心症状，抓准核心病机，根据不同时期患者的症状及舌脉变化灵活辨证，并始终注意消渴病"阴虚为本"的一般规律，适当予以固护阴液、益气养阴等。同时，善于关注患者情志因素，通过减少关注血糖变化来减轻疾病对患者心理造成的压力。

由此可见，始终以核心病机为转移，把握病变的内在规律，并始终以主证的病机发展规律为主线进行辨证，施以相对固定的"药串"，这是"定"的表现；而注意把握病机的动态变化，根据消渴病不同阶段不同病机特点予以灵活动态施治，药串则根据临床经验不断丰富发展，这是"动"的体现。

学生：老师，您提到一个叫做"动定序贯八法"的辨治糖尿病的方法，这具体指的是什么？

老师："动定序贯八法"是医家长期临床诊治糖尿病总结得出的经验方法。是以整体观念和辨证论治为主导思想，以动态把握核心病机内部规律为思维模式，以相对固定而又动态变化的中药药串为施治特点，从实践中不断丰富中医对基本理论、病因病机、辨证规律及治法方药的认识。其中"动"意在变化、改变，是指无论对疾病病因病机的认识，还是对中药药性的认识，都应打破固定思维，灵活动态看待；"定"，与动相对，意为固定、不变，即把握事物的规律性。"序"，指次第、秩序、规则之意；"贯"，指连续、贯通，"序贯"体现了认识疾病和辨证论治的方法是一个连贯有序的过程。"八法"，是指拟定对应主证的辨证要点，以补肾、疏肝、润肺、养心、运脾五大理法为基本方法，再依据证候的不断演变和兼夹，相应实施"理血法"（清热凉血、活血祛瘀）、"调气法"（导下）和"畅三焦法"等为基础八法，同时形成与八法相对应的相对固定的中药药串，作为临床治疗的基础用药。

学生：那请问老师，这"八法"中每一法是不是都有它的变化呢？

老师：是的，治以"八法"为基础，但须灵活变通。"动定序贯八法"确立了以补肾、疏肝、清肺、养心、运脾、理血（凉血、活血）、通腑导下和清利湿热等八种相对固定的基本辨治方法，特别注重脏腑气血阴阳的平衡。具体运用时，此八法往往交叉融合，且又不完全拘泥局限于这八种治法。如核心病机为燥热内盛者，在清肺的同时兼顾清胃，且因燥热易伤阴液，还需兼顾养阴润燥；对气阴两虚为主证者，则益气养阴。鉴于糖尿病脾肾为本的特点，我们多注重补益脾肾之气，同时因阴虚易生内热，故注重养阴的同时加以清虚热。此外，疏肝的同时不忘兼顾柔肝、养肝、清肝，活血兼顾理气、扶正，化湿不忘健脾。

学生：谢谢老师给我们讲了这么多关于"动定序贯八法"的内容，真是受益匪浅啊。但还有一个疑问想请教老师，就是您前面还提到一个名词叫做"药串"，这又指的是什么呢？

老师："药串"与"药对"有所不同，"药串"不仅仅是指两味药一道用，还经常三味药至四味药一道用，因此有"药串"这个概念。

临床治疗糖尿病，我们组方用药多以相对固定的"药串"为单元，灵活化裁，每组药串针对一个核心病机。我们常用的药串有：①肾阴虚：狗脊10~20g，川断10~20g，女贞子20~30g，墨旱莲20~30g。②气阴两虚：黄芪15~30g，生地黄15~30g，地骨皮15~30g。③肝气郁结：柴胡10g，白芍15~30g，薄荷（后下）5~10g，牡丹皮15~30g。④肺胃燥热：石膏（先煎）

30g，知母 10g，葛根 15~30g，连翘 15~30g；若胃肠热结，大便秘结，治以清热通腑，用生大黄（后下）5g，枳实 10g，火麻仁 15g。⑤血分郁热：牡丹皮 10~30g，赤芍 15~30g，麦冬 10~30g，元参 10g。⑥血脉瘀阻：丹参 15~30g，三棱 10g，莪术 10g，泽兰 15~30g。⑦湿热内蕴：苍术 10g，黄柏 10~15g，生薏苡仁 20~30g，车前草 15~30g，绵茵陈 15~30g。⑧心神失养：首乌藤 30g，远志 10g，酸枣仁 15~30g。

当然，以上药串并非绝对固定不变的，而是结合患者的具体情况进行灵活加减或选用其他功效类似的药物代替。

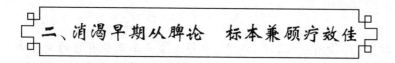

二、消渴早期从脾论　标本兼顾疗效佳

【案例回顾】

2010 年 4 月 15 日，一名钱姓青年男子前来就诊，患者自诉现年 32 岁，在工厂做操作工。3 个月前开始经常口渴，大量饮水但仍然不解渴，小便次数也增加了；同时进食量也增加但总是觉得有饥饿感，老想吃东西。吃的虽然多了，却感觉人更累，总是全身倦怠乏力。在临诊时我们观察发现这位患者形体肥胖，大肚明显，面色晦暗。查舌脉，舌质淡紫，无苔而干，脉虚数。再追问病史，患者吸烟及饮酒的习惯，基本每天吸 2 包烟，午饭、晚饭都要喝黄酒，每餐 1 斤，并且特别喜欢吃肉，简直是无肉不欢。测即刻血压 160/100mmHg，心率 76 次 /min，空腹血糖（FBG）16.2mmol/L，餐后 2 小时血糖（PBG）20.0mmol/L，总胆固醇 6.9mmol/L，甘油三酯 3.7mmol/L，低密度脂蛋白 3.6mmol/L，尿糖（++++）。

西医诊断：2 型糖尿病、高脂血症、高血压。

中医诊断：消渴（中消，脾虚血瘀型）。

针对这位患者，治疗方案是中西药并用，配以饮食疗法和运动疗法。西药以降糖、降脂、控制血压为主。予格列齐特片每次 80mg，每日 3 次，于饭前半小时口服。盐酸二甲双胍肠溶片每次 0.5g，每日 3 次，于饭前口服。中药治疗宜益气健脾、生津止渴、活血化瘀通络，处方拟七味白术汤合生脉饮加减。

具体用药：黄芪 30g，党参 20g，茯苓 30g，炒白术 30g，怀山药 30g，葛根 20g, 桔梗 6g, 麦冬 20g, 鬼箭羽 20g, 当归 30g, 川芎 10g, 赤芍 15g, 丹参 20g, 钩藤(后下)15g, 生山楂 30g。水煎, 每日 1 剂, 早晚分服。并多次嘱咐患者按要求煎服中药的同时, 必须保证逐渐减少烟、酒、肉食量。

服药 1 周后, 患者自觉口干多饮、多食多尿有所减轻, 精神较原来好转, 精力也增加了。复查空腹血糖为 10.3mmol/L, 餐后 2 小时血糖 12.8mmol/L, 血压 130/95mmHg, 尿糖(++), 各项指标均下降明显。效不更方, 续服 20 剂后, 再查空腹血糖降至 6.5mmol/L, 尿糖转阴性, 血压为 120/80mmHg, 予调减西药用量, 将上方中药调整为散剂, 3g/次, 每日 3 次, 连服 3 个月, 终得临床治愈。同时, 可喜的是, 患者的烟酒量均已减半, 饮食也以素食为主, 病因得控, 预后更佳。

【师生问答】

学生: 老师, 一般我们认为消渴病的病机不是以"阴虚为本、燥热为标"的吗?

老师: 是的, 一般认为消渴病的病机是"阴虚为本、燥热为标"。根据其病因病机症状不同,《黄帝内经》还有"消瘅""肺消""膈消""消中"等名称记载, 认为五脏虚弱、过食肥甘、情志失调是引起本病的主要病因, 而内热是主要病机。但是"阴虚为本、燥热为标"是指消渴病最常见的病机而言, 不能将消渴病的病机一概而论。

学生: 原来是这样, 那老师针对这位患者, 是如何判断他的辨证分型为"脾虚血瘀型"的呢?

老师: 从我们采集的患者病案资料中知道, 这位患者形体肥胖, 属痰湿之体, 加之平日烟酒失节、嗜食肥甘厚味, 日久易郁而化热, 热灼伤津, 损伤脾胃, 气为血之帅, 气虚则血瘀, 形成脾虚血瘀的证型。该患者虽也夹杂阴虚, 但又不纯粹为阴虚燥热。这就应了我们中医临床始终要遵守的第一原则, 那就是辨证论治。不同患者会有不同证型, 同一患者不同疾病阶段也会呈现不同类型, 需要我们临证仔细合参四诊, 方能药证契合, 获得疗效。

学生: 嗯, 我明白了, 临证治疗疾病, 不管前人是否给我们总结了这类疾病的病因病机，我们还是要严格遵守辨证论治这个第一原则，不然就容易出差错。既然这位患者是脾虚血瘀证，那《黄帝内经》中关于脾脏功能是怎样论述的呢？

老师：《黄帝内经》中有一段这样的记载："饮入于胃，游溢精气，上输于脾，脾气散精，上归于肺，通调水道，下输膀胱，水精四布，五经并行"。脾主运化，有转输和消化吸收的功能。具体可分为运化水谷和水液两个方面。运化水谷是指饮食入胃必须依赖脾的运化将水谷精微转为气血津液，转输全身。运化水液是指脾将水谷中的水分转输到肺肾，通过肺肾的气化功能化为汗液、尿液排出体外。此外，脾还有主升清功能，指脾能将水谷精微和营养物质吸收后上输心肺，濡养脏腑经脉与四肢百骸。脾为气血生化之源，人体肌肉组织四肢都要靠气血的营养才能使肌肉丰满，四肢活动有力，身体体健。

学生：谢谢老师，现在我们对脾脏的功能有了总体的了解，那脾脏功能出现了什么样的问题，才会引起消渴病呢？

老师：嗯，这个就涉及病机的问题了。现代消渴病的早期，其病因往往先是饮食失节，长期过食肥甘、醇酒厚味、辛辣香燥等，损伤脾胃，致脾运化失职，积热内蕴，化燥伤阴，消谷耗液发为"消渴"。就像《素问·奇病论》中所说："此肥美之所发也，此人必数食甘美而多肥也。肥者令人内热，甘者令人中满，故其气上溢，转为消渴"。脾胃受燥热所伤，运化无力，不能将水上输于肺，肺津不布，直趋下行则小便频数、量多；水湿停留于体内，溢于肌肤则成水肿；胃阴不足，则口渴多食易饥；脾气虚不能转输津液，水谷精微注入小便，故小便味甘；气虚无力，不能推动血液运行则血瘀；水谷精微不能濡养肌肉，形体便日渐消瘦。

学生：谢谢老师的详细讲解。病因病机我们已经了解了，那针对这位患者，老师在初诊时使用了七味白术汤合生脉饮加减，能否讲讲组方用意吗？

老师：好的。本例处方以黄芪、党参、茯苓、炒白术、怀山药，用来益气健脾、淡渗利湿；以葛根、桔梗、麦冬、鬼箭羽、生山楂，来起到升清降浊、清热养阴止渴的功效；用当归、川芎、赤芍、丹参、钩藤，活血化瘀通络，而达到降压降脂的目的。《医宗金鉴》等书以七味白术散和生脉散治疗消渴早有记载,功效为益气健脾、生津止渴。本案处方遵前医家之法,以益气健脾、燥湿化痰、生津止渴、活血通络为大法。方以七味白术散、生脉散为基础方,临症加减,同时配合饮食疗法和运动疗法。基本药味是由党参、黄芪、炒白术、怀山药、茯苓、葛根、陈皮、桔梗、麦冬、鬼箭羽、当归、川芎组成。

说到了基本组方,也顺便谈谈临证加减用药。治疗消渴病,临证加减须灵活变通,如痰湿盛者,宜加制南星、白芥子;伴高血压者,酌加钩藤、天麻;伴高脂血症者,可加赤芍、丹参、生山楂;伴浮肿者,则加地龙、桂枝、泽泻;伴皮肤瘙痒者,宜用土茯苓、苦参、白鲜皮等。

学生:老师,我发现这位患者每次就诊,您都反复叮嘱他要节制烟酒、减少肉食,这是出于什么考虑呢?

老师:这是想从根本上帮他治疗消渴病,前面我们提到现代的消渴病多有饮食失节,长期过食肥甘、醇酒厚味、辛辣香燥等,最终损伤脾胃。如果不从源头上遏制住消渴的病因,那无论我们怎么仔细辨证、推敲药物的使用,都是事倍功半!所以,我们在临证时要格外注意对患者饮食起居锻炼等方面的叮嘱,因为这些直接关系到疾病的预后转归,你们从现在开始就要学会关注这些,对以后临床是有很大帮助的。

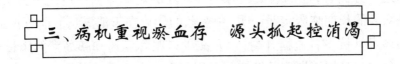

三、病机重视瘀血存　源头抓起控消渴

【案例回顾】

一位 40 岁左右的男性患者前来就诊,一进门就急匆匆地跟我说,他近 3 个月内体重减少了足足 20 斤,整个人瘦了一大圈,而且自己感觉非常累,可以用"疲惫不堪"来形容,此外非常喜欢喝冷饮,一瓶接着一瓶地喝,丝毫没有胃部不适感,他担心自己得了什么怪病,于是前往市人民医院就诊,当时查空腹血糖为 16.8mmol/L,糖化血红蛋白(HbA1c)11.2%,尿糖(++),酮体(-),胰岛素抗体(-),谷氨酸脱羧酶抗体(-),诊断为 2 型糖尿病。服用二甲双胍、瑞格列奈,血糖基本控制正常,但是患者仍然感

觉到口干咽燥，仍然口渴多饮，因为症状没有明显缓解，经朋友介绍，于是前来我科就诊，要求配合中药治疗。

经仔细询问病情可知，患者现消瘦、口干、多饮、多食、乏力，同时伴有口舌生疮、牙龈肿痛。察舌脉，舌质红、苔黄燥，脉弦数。

中医辨证属消渴病（阴虚燥热证），治以养阴清热、生津益气、活血化瘀。方选白虎汤加减。

处方：生石膏30g，知母15g，玉竹30g，枸杞子15g，天花粉30g，麦冬15g，生地黄15g，黄连10g，牛膝10g，炙甘草6g，丹皮10g，赤芍10g。每日1剂，水煎，分2次温服。并嘱继续服用二甲双胍、瑞格列奈。

服药10剂后患者自觉口干、多饮、多食、乏力均减轻，口舌生疮、牙龈肿痛亦消失大半，查空腹血糖降至7.5mmol/L，餐后2h血糖降至11.5mmol/L。继续服用10剂，临床症状消失，血糖控制达到正常水平。

【师生问答】

学生：老师，我发现这位患者是在西药控制血糖的基础上服用中药使临床症状好转的，请您谈谈中西医在糖尿病治疗上有何优点与不足？

老师：中西医治疗消渴病，各有优点与不足，很多医生主张中西药联合应用，在消渴病的不同发病阶段各有侧重，首先要明确中药和西药各自发挥什么作用，取得什么效果，做到胸有成竹，扬长避短。从目前降低血糖这一方面看，胰岛素及磺脲类等西药的短期降糖作用比中药明显。但是众多的长期临床实践证明，中医药的优势在于消渴病前期防止肥胖及胰岛素抵抗患者血糖升高，以及减少口服降糖药和胰岛素的用量，同时在预防和延缓消渴病并发症的发生与发展方面有着独特的疗效，对延长患者的寿命、提高生活质量具有不可替代的作用。

为此，我们遵从中医"未病先防、已病防变"的思想，中医药治疗消渴病，其优势在于更快地减轻患者的症状，预防和延缓消渴病变症的发生与发展，提高患者的生活质量。据我所知，河南省开封市中医院庞国明教授及其团队采用纯中药"三联疗法"治疗糖尿病，用大量的数据，验证了纯中药治疗2型糖尿病确有疗效。他认为，中药可显著改善2型糖尿病患者胰岛素抵抗的情况，与注射胰岛素、口服降糖西药相比，起效相对缓慢，但低血糖、胃肠道反应等副作用小，通过改善胰岛功能有效调控血糖,降低胰高血糖素,从而达到综合降糖的作用,有别于西药的"扬汤止沸"。他们有一套"中医药治疗糖尿病的诊疗方案与路径",将会给更多的糖尿病患者带来福音。

学生:噢,这是件好事。老师,您说这位患者辨证属阴虚燥热,治以益气清热、生津益气、活血化瘀,但是这位患者临床表现并没有局部刺痛、舌质紫暗及舌下络脉迂曲等表现,这里为什么采用"活血化瘀"方法呢?

老师:嗯,这个问题提得很好,说明你在仔细观察和思考问题。提到"活血化瘀",就必须先提出对消渴病的基本病机认识——气阴两虚为本,瘀血阻滞为标。本虚与标实互为因果,相互为病。

根据多年诊治经验,我们认为消渴病病机以虚、瘀为主,虚为肝、心、脾、肺、肾亏虚以及气虚、血虚、阴虚、阳虚,这其中又以气阴两虚为主。《灵枢·五变》中就有说:"五脏皆柔弱者,善病消瘅"。瘀为瘀血,即血行不畅,《灵枢·五变》又有记载:"血脉不行转而为热……故为消瘅"。则将消渴病的病程分为阴虚燥热、气阴两虚、阴阳两虚三个阶段。消渴病早期因饮食不节,脾胃受损或情志失调,肝郁化火,虚火灼伤阴津而致阴虚燥热,病程渐久,气阴两虚,阴损及阳,阴阳互不相生,最后进入阴阳俱虚阶段。

瘀血不仅是消渴病发病的致病因素之一,同时也是疾病发展过程中形成的病理产物。在以上各病机阶段中,瘀血贯穿始终。瘀血主要由以下原因引起:①气为血之帅,气行则血行,消渴病气阴两虚为主,气虚无力推动血行而致血瘀,这是气虚血瘀。②阴虚燥热,津液亏耗,血脉涩滞而致瘀,这是阴虚血瘀。③消渴病最后阴阳两虚,阳气虚弱,温煦不足,寒邪内生,寒性收引,寒邪客脉,血液凝滞不畅,这是阳虚致瘀。

学生:谢谢老师的讲解,让我知道了瘀血形成的病因病机。我们知道,具有活血化瘀功效的药物很多,那在治疗时该怎么选择呢?

老师:这个问题提得也挺好,与临床用药息息相关。我们知道,瘀血是消渴病的重要病机特点,也是并发症发生和发展的病理基础。有研究报道,糖尿病患者群冠心病发生率比普通人群增加2~3倍,周围动脉病发病率增加2~4倍。因此在消渴病的早期开始应用活血化瘀通络之药,可以达到预防并发症的目的。

临床上根据瘀血形成的原因及部位和程度，灵活选用药物。若是气虚血瘀者，方中加用黄芪、党参、当归、丹参等以补气养血活血；若为肝肾亏虚伴血瘀者，滋补肝肾同时，选用丹参、牛膝、葛根等，其中丹参活血兼养血，对老年人肝肾亏虚且不宜攻伐者尤为适宜，牛膝活血通经且补肝肾强筋骨，葛根既可通络又可生津；倘是阳虚寒凝血瘀者，选用当归、桂枝、三七、元胡等以温经活血通络；若是气滞血瘀者，给予川芎、郁金、元胡、川楝子等行气活血；如果是湿热兼血瘀者，以黄连、黄芩、黄柏、车前子等清利湿热，牡丹皮、赤芍、紫草等凉血活血；倘为瘀血较重，则加用鬼箭羽、地龙、水蛭等以活血逐瘀。

学生：老师讲的这些让我们对糖尿病的病机有了新的更深的认识。还有一个问题想向老师请教，现在糖尿病的发病率越来越高，发病人群也日趋年轻化，这个从中医角度，我们如何去认识和理解呢？

老师：这个问题必须结合我们现代人的生活方式和工作特点来谈了。

首先是情志方面因素。现代社会工作、生活压力较大，许多人长期情志不舒，导致肝失条达，肝气郁滞，郁而化热，热耗津液，发为消渴。在《灵枢·五变》中就提到："怒则气上逆，胸中蓄积，血气逆留，髋皮充肌，血脉不行，转而为热，热则消肌肤，故为消瘅"。说明五志过极、肝气郁结、情志失调是消渴病发病的重要因素。

其二是饮食方面因素。现代人长期过食肥甘、醇酒厚味，以致损伤脾胃，脾胃运化失司，积热内蕴，消谷耗液，损耗阴津而发生。《素问·奇病论》也有记载："此肥美之所发也，此人必数食甘美而多肥也。肥者令人内热，甘者令人中满，故其气上溢，转为消渴"。唐代孙思邈《备急千金要方·消渴》中也说到："凡积久饮酒，未有不成消渴，然则大寒凝海而酒不冻，明其酒性酷热，物无以加，脯炙盐咸，此味酒客耽嗜，不离其口，三觞之后，制不由己，饮啖无度，咀嚼酢酱，不择酸咸，积年长夜，醋兴不解，遂使三焦猛热，五脏干燥，木石犹且焦枯，在人何能不渴"。

因此，我们必须从源头上控制糖尿病的发生，保持情绪舒畅，饮食则要以清淡为宜。

学生：老师，生活习惯真的太重要了，这些就是我们中医提倡的"治未病"内容啊！还有，老师您刚才谈到消渴病病程最后会发展到阴阳两虚证，我发现现在许多中医不擅长运用温阳药物，能举一个您运用附子等温阳药物的案例吗？

老师：好的。现在是有不少中医清热解毒药物顺手拈来，且使用剂量颇大，而对于桂枝、附子、麻黄这类性温热的药物却畏惧。举一个例子吧。

案例患者，女，60岁，2011年4月10日初诊。患者15年前不明原因出现消瘦，当地医院诊断为"2型糖尿病"。曾间断服消渴丸等药。2年半前出现双下肢浮肿，查尿蛋白、尿素氮、血肌酐增高，停用口服降糖药，改用预混胰岛素控制血糖。症见：面色苍白，乏力，反复感冒，颜面及双下肢浮肿，腹胀，小便少，大便干。查空腹血糖8.4mmol/L，餐后2h血糖14.9mmol/L，尿蛋白（++）。舌质淡暗，苔白，脉沉细无力。

该患者辨证应属消渴病（阴阳两虚证），治拟温补脾肾、通阳利水、活血化瘀。当时的处方是：淡附片10g，桂枝10g，山药15g，白术12g，薏苡仁30g，仙茅15g，仙灵脾15g，大黄10g，川牛膝30g，茯苓30g，泽泻12g，益母草30g，车前草30g，丹参30g，红花15g。每日1剂，水煎服，且按原有胰岛素量继续运用。

服药14剂，患者自觉乏力好转，颜面及下肢浮肿明显减轻，大便日二行，尿蛋白（+）。效不更方，照上方继续服用，同时加服金水宝胶囊，随访3个月血糖稳定，尿蛋白转阴。

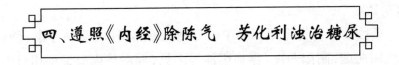

四、遵照《内经》除陈气　芳化利浊治糖尿

【案例回顾】

2009年2月3日，一位50左右的陈姓男子前来门诊看病，我见到他的第一印象就是此人形体肥胖，倦怠乏力。然后，他跟我慢慢谈起了他生病的全过程。大约3年前开始，他逐渐感觉自己容易劳累，开始以为是工作辛苦，想想过段时间总会好转恢复的，所以没有特别在意，后来一两个月过去了，还是感觉疲劳，浑身倦怠乏力，同时稍微吃点东西就胃部饱

胀感，但是又比较容易饥饿，就是那种一次吃不多但又特别容易饿的状态，还有就是整天嘴巴里干苦、黏腻，觉得整个口腔不清爽，虽然口渴但是喝水喝两口就喝不下去了。由于这些种种不适感，他去当地医院求诊，确诊为"2型糖尿病"。其后虽然服用过格列本脲等药物，但是他的这些难受的症状却一直存在并且困扰着他，而且血糖水平波动比较大，始终没有控制到正常水平。

我仔细查看他的舌象，舌质黯红，苔是黄厚腻苔，脉象也是滑脉；查空腹血糖为9.2mmol/L。

这位患者症状、舌苔、脉象等四诊情况较为清晰，辨证应属于消渴病（湿热内蕴证），初诊的处方是：

佩兰12g，苍术15g，柴胡12g，葛根12g，泽泻12g，虎杖15g，生薏苡仁30g，茯苓15g，丹参15g，枳实6g，黄连3g。水煎服，每日1剂，分2次温服。同时嘱咐他格列本脲减至每日半片，控制饮食，忌酒、忌油腻，适当增加活动量。

【师生问答】

学生：老师，这位2型糖尿病患者您的辨证是湿热内蕴证，他的口苦口干、口中黏腻、浑身乏力、疲劳感强、口渴但饮水不多以及舌质黯红苔黄厚腻、脉滑，均是一派湿热的征象。那么请问，在临床上您见到的这类证型的糖尿病患者多吗？

老师：嗯，确实，我们在平时看病时，遇到这种湿热类型的患者还真不在少数。

一般，临床认为糖尿病的中医分型以燥热伤津、阴精亏虚、脾胃气虚、气阴两虚、阴阳两虚、瘀血阻滞等多见，而湿热内蕴证型相对少见。但是，在江浙地区，却有地域特殊性，这要从本地气候特点说起。因为江南地处中、北亚热带季风气候过渡地带，四季分明，雨量充沛，日照丰富，湿润温和，夏季炎热，梅雨季节明显，氤氲潮湿，加上饮食习惯容易使人内生湿热。咱们中医讲"天人合一"，习惯上说"一方水土养育一方人"，湿热体质人群在江浙地区为数众多，相应的糖尿病患者当中，湿热内蕴证型的人数也就不少见了。

学生：哦，原来是这样啊，中医讲究天人合一，这就是具体的体现呀。老师，既然湿热内蕴证型的患者比较常见，那我们江南地区的医家对这种类型的病证有什么治疗特色呢？尤其是咱们绍派伤寒医家对此有怎样的观点呢？

老师：嗯，这个问题提到了点子上，我给大家讲一讲。

在江南绍兴有一代表性中医学术流派，即"绍派伤寒"。代表人物是清代名医俞根初，其著作有《通俗伤寒论》。《通俗伤寒论》序言中说：吾绍伤寒有专科，名曰"绍派"。其学说源于仲景、介宾，以擅治热病，辨证重湿，施治主化，立法稳健多变之特色用于临床。伤寒时病治则："太阳宜汗，少阳宜和，阳明宜下，太阴宜温，少阴宜补，厥阴宜清"。由于绍兴地处江南沿海，天暖而地湿，人多嗜食酒茶，故凡伤寒恒多夹湿，论治不论汗法与和法均应于芳化中佐以淡渗，防其停湿聚痰。由此可见这与其他伤寒及温病学派一个明显的不同点。

清代名医何秀山曾说："吾绍地居卑湿，时值夏秋，湿证居十之七八，地多秽浊，人多恣食生冷油腻，故上吸秽气，中停食滞者甚多。"何廉臣亦曾说过："吾伤寒湿证少，湿热最多"。对治疗湿热时病，"宜芳淡以宣化之，通用蔻、藿、佩兰、滑通、二苓、茵泽之类，重则五苓、三石，亦可暂用以通泄之，所谓辛香疏气、甘淡渗湿也"，从而说明了绍派伤寒的常用的药物。如绍兴临床家胡宝书认为："湿温必先治气，气化则湿自化。湿之所以停滞者，皆因气之不运，运动则湿焉能留"。治疗宜"辛苦淡并用，上中下同治是也……故治湿虽宜宣上、运中皆用，而尤以运中为首"。由于江南地区的气候、地理环境和人们的饮食嗜好，决定了"绍派伤寒"治疗（伤寒）外感时病，立法以芳香宣透，开达上焦利华盖；辛凉或微温发其汗，清其水之上源，淡渗利湿以运中渗下。药物以轻灵而朴实，能拨动气机，制方精切稳健，能中病应验。同时又认为"南方偏热，阴液常苦不足，故香燥峻利、伤津耗液之品务须慎用，率而误投，则亡阴动风之险立至，救亡不易，诚不如保之为妥也"。

故俞根初在《通俗伤寒论》所载 101 首方剂中，参合时令，辨证注意新感与伏邪之分，立法稳妥。方方皆佐以渗利之品，或芳香宣透之药。处方用药做到轻、灵、稳、验，所谓轻则以量小多轻芳香宣发，上浮之品，拨动气机；灵则以用药灵活机圆，随症加减；稳则处方用药参合时令。综观病机，切中病因；验则是方药切证。正如何廉臣说过："余素心谨慎，制方选药，大皆以轻、灵、稳为主。"

用药轻灵而朴实，能拨动气机，轻则几分，重亦不过二到三钱；制方精切稳健，能中病应验，小方能起大证，于平淡之剂中见奇效，治伤寒时病是这样，治内科杂病亦是这样，治疗湿热内蕴证型的糖尿病也是这样。

学生：谢谢老师如此详细的讲述，让我们对"绍派伤寒"有了初步的了解。老师能否再介绍一下绍派医家有哪些特色的用药经验呢？

老师：好的，这里就简单介绍一下绍派医家运用鲜品中草药的经验。绍派医家临床喜用鲜药，特点显著，使用的新鲜中药品种繁多，动植物均有涉及，以植物居多。例如鲜芦根、鲜茅根、鲜生地、鲜石菖蒲、鲜紫苏、鲜茵陈、鲜藕芦、鲜荷叶、鲜西瓜皮、鲜冬瓜皮等，均是非常常用的药物。鲜品取其质淳味厚，药专力宏，直捣病所。尤其在治疗久晴无雨、秋阳以曝的秋燥伤寒，绍派中医用药几乎全部采用鲜品，目的是一以药品鲜汁以润燥，二是可以避免有些干品太过滋腻，以防湿滞之虑。施治芳淡宣化，方药轻灵效验，是治疗外感热病特色而沿用至今。现在临床常用的鲜石斛、鲜芦根等就是很好的实例。

学生：谢谢老师。现在临床上绝大多数是用中药干品，如果能用鲜品代替，相比疗效应该要更加显著。

老师：嗯，确实是这样的。但是鲜品药物的临床大量使用，会遇到采集、季节、保鲜等因素，规模使用上还需要我们共同努力。

现在，我们再来看本案患者服药的后续治疗吧。

二诊，服上方10余剂，患者自觉口渴大减，大便通畅，苔微黄薄腻。上方加灵芝15g，继续服用10剂。

三诊，患者口渴已止，易饥症状大减，查空腹血糖降至7.4mmol/L，上方去枳实，嘱咐患者隔日服用中药，并停服格列本脲。之后以上方随症加减，调理3个月余，复查空腹血糖在5.1~6.6mmol/L之间波动。

学生：这位患者服用中药后，无论从缓解临床症状还是降低血糖、减停西药方面，效果还是令人满意的。但要想彻底不复发，老师您有什么经验吗？

老师：针对这位患者，考虑其形体较肥胖，素体为痰湿、湿热为甚的可能性较大，建议饮食清淡，忌嗜食肉类、酒类、甜腻之品，以杜绝痰湿、湿热之源，起居有时，适当运动。

学生：老师，您说的这些也是中医预防糖尿病的注意点吧，那中医治疗糖尿病是不是也同样强调"早发现、早诊断、早治疗"呢？

老师：是的，早期治疗是很重要的。

糖尿病早期多因饮食甘美，藏于胃，行于脾，痰浊、湿热、肺胃燥热多见，患者多表现为形体肥胖、多食易饥、口干多饮，此期虚损尚不明显；若不加干预，而后随着实邪壅盛，伤阴耗气，日久则脾胃受损日益加重，渐至气血阴阳俱损，变证丛生。根据不同时期的发展规律，我们认为前期和早中期正气尚可得复，故强调此期中医药治疗的重要性。

其次，还应注重治疗的连贯有序性。因糖尿病病情复杂，病程漫长，一旦患上便可能为终身疾病，因此其治疗必为一长期的过程。所谓法随证立，治疗应始终围绕病机而定。在整个发展过程中，不同病程阶段其病机特点亦不同，临床应据此调整治法方药，不能一法到底，亦不可中病即止，或断断续续治疗，而应将整个病程视为一个整体，把握病机前后的转折、承接、主次演变等关系，前后连贯起来进行治疗。同时又非杂乱无章，而是根据病机变化发展的内在规律，有序地治疗。

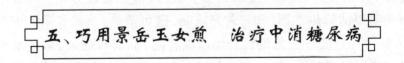

五、巧用景岳玉女煎 治疗中消糖尿病

【案例回顾】

刘某，男，51岁。患者由儿子陪同，慢慢走进诊室。经其儿子口述介绍病情，患者大约是在5年前在某医院体检查出血糖偏高，后又进行相关检查化验，确诊为"2型糖尿病"，以口服药物控制血糖，目前服用格列美脲片每次 1mg，每日 1 次，同时配合二甲双胍缓释片每次 0.5g，每日 3 次。

询问最近有没有复查过血糖，患者说大半个月前查空腹血糖为 8.0mmol/L，餐后 2h 血糖为 10.0mmol/L。但是在 10 天前，患者的病情突然有所变化，家人发现他的胃口大增，每日超量进食，饭后 2 小时左右便出现饥饿感；虽然食量增大，但是反而觉得乏力、倦怠。同时口渴明显，饮水量猛增，口干口苦甚，大便干结如羊粪，数日一行。

我仔细看了他的舌象，舌质红苔黄燥，脉象呈现脉滑无力之态。

这位患者经四诊合参，辨证属于消渴病（胃火炽盛，气耗津伤证）。以气阴两虚为本，燥热为标。

处方：生地黄 25g，麦冬 20g，生石膏 30g，知母 15g，牛膝 15g，太子参 25g。7 剂，水煎，日 1 剂，分 2 次服用。

患者服药 1 周后复诊，自述多食善饥症状有所好转，每日进食三餐，并无明显饥饿感，无口渴多饮，口苦症状改善，大便较前正常。效不更方，予继服原方加减 7 剂，以巩固疗效。

【师生问答】

学生：老师，我看了您的处方组成，开的药方是不是以玉女煎为底方呢？

老师：是的，看来你对这首方剂还是比较熟悉。那么我先来解读一下玉女煎这一方剂吧。

玉女煎是一首我们临床常用的方剂。本方出自张介宾的《景岳全书》，主治阴津亏虚、胃火炽盛之证。消渴之病机主要以阴虚为本，燥热为标，而中消致病主要病机为阴津亏虚、胃火炽盛，因此取玉女煎为治疗主方，以清胃热、滋肾阴，因其切中病机，故疗效较为突出。方中以石膏为君以清胃热之邪，知母苦寒质润，既可清热，又能养阴。麦冬微苦甘寒，养阴清肺，与熟地黄合用以滋肾阴，而润胃燥，乃取金水相生之意。牛膝既可补肾，又引火热下行。全方诸药合用，共奏清热养阴之效，使胃热得清，肾水得补。故在临床多用玉女煎加减治疗胃热阴虚之中消。且我多易熟地黄为生地黄，因为熟地黄甘温虽能补肾阴，但其温性非胃火炽盛所宜。而生地黄为寒凉之品，既擅长清热养阴，又可生津止渴。

学生：谢谢老师。我们知道消渴一般分为上、中、下三消，您是否可以讲一下这三消之间的区别呢？

老师：嗯，好的。消渴一证，在《证治准绳》中对三消分类做了规范，具体是这样的："渴而多饮为上消，消谷善饥为中消，渴而便数有膏为下消"。消渴一证，治疗上往往根据其病在肺、脾、肾的轻重不同，将其分为上、中、下消，主要病理是肺燥、胃热、肾虚，病机主要是燥热偏盛，阴津亏耗，而以阴虚为本，燥热为标。上消重在清肺润燥，中消重在清胃养阴通便，下消重在滋阴补肾。

学生：这位患者是属于中消，您用了玉女煎，那请问老师，您运用玉女煎有哪些经验吗？

老师：前面已谈到玉女煎为治疗中消的基本方，故常把加减玉女煎应用于以消谷善饥为特征的消渴病的治疗中。中消临床上常见多食易饥，口渴引饮，身体日渐消瘦，大便秘结，舌质红少津，苔黄，脉滑实有力。胃主腐熟水谷，脾主运化，为胃行其津液，胃火炽盛，脾胃受燥热所伤，则口渴多饮，消谷善饥；热盛则气耗津伤，肌肉失于濡养则形体日渐消瘦；胃火炽盛，耗伤津液，而致大便秘结，舌质红少津，苔黄，脉滑实有力。在临床中除以中消为主的消渴病中使用玉女煎之外，在消渴治疗中由于血糖下降太快，患者出现不适应正常血糖的低血糖反应，及餐前低血糖症中，临床表现也以消谷易饥为特征的，玉女煎亦有了应用之地，这也扩大了玉女煎的治疗范围。

学生：老师，我们知道消渴证中火盛阴亏是其常，那么这个火盛到底是哪个脏腑火盛，应怎样具体分而治之呢？

老师：嗯，是的。上面已谈到中消主证，为阳明邪热炽盛，灼伤津液阴虚火旺，壮火食气。胃火炽盛，为燥热里实之象。但消渴的发病机制复杂，与五脏的关系不可分割，应根据临床症状，综合分析病机，对症用药，方可奏效。

一般临床用药，若是肺热盛，可清肺火，常用桑白皮、地骨皮、黄芩以清肺；若为心火盛，多表现为心胸烦热、面赤溲黄，口舌生疮，可酌加黄连、栀子清心火；倘是胃热盛则突出表现为多食善饥，应重用石膏、知母等以清胃火。滋阴则应分清滋胃阴、肾阴、肺阴。

学生：学过中药学、方剂学后，我们知道常见的治疗阴虚火旺的方剂有不少，比如大补阴丸、知柏地黄丸等，我最近查阅了一些关于大补阴丸的资料。

老师：很好，看来你们利用自己的空余时间还是在抓紧学习的。那就请你与我们一起分享一下你查阅到的资料吧。

学生：好的，谢谢老师。

大补阴丸出自元代朱震亨的《丹溪心法》，由黄柏、知母、熟地黄、龟甲、猪脊髓等药物组成，具有滋阴降火的功效，用于治疗肝肾阴虚、虚火上亢所致的骨蒸潮热、盗汗，或者咳嗽咯血，或烦热易饥、足膝热痛等病证。近代该方用于治疗阴虚火旺、阴虚阳亢所致的肺结核伴咯血、更年期综合征、糖尿病等病证。

有研究证明，组方中各个单味中药具有抗炎抑菌，增强免疫功能或者降低血糖的作用。据文献报道，组成大补阴丸的单味药物黄柏、熟地黄、知母均有降低正常家兔血糖的作用。有实验研究结果表明，大补阴丸对正常小鼠及四氧嘧啶所致糖尿病小鼠高血糖均有降血糖的作用，而且对阴虚小鼠的血糖降低有保护作用，对正常及阴虚小鼠有免疫调节作用。证明大补阴丸有降血糖和调节免疫功能的作用。

临床疗效方面，大补阴丸是历代中医治疗阴虚证的要方，糖尿病属中医消渴范畴，系肺、胃、肾三脏燥热阴虚，水谷输布失常所致。临床上用大补阴丸治疗糖尿病常获得满意的疗效。

老师：嗯，看来你是花了一些时间研究和思考的，学以致用，不错。

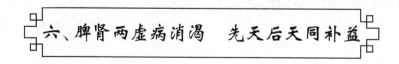

六、脾肾两虚病消渴　先天后天同补益

【案例回顾】

1999 年 10 月 12 日，一位 70 岁左右的老年女性前来就诊，我见她表

情抑郁不快，便主动上前询问病情，经她自我介绍，她现年才 66 岁，长年精神抑郁不开心，1 年多前逐渐出现全身乏力疲劳、口渴多饮、小便频多，曾在自己工作的厂卫生室检查，空腹血糖高达 11.2mmol/L，尿糖（+++），而后间断服用过消渴丸治疗，但是效果不理想。

3 个月前患者曾来院就诊，查空腹血糖仍有 11.6mmol/L，尿糖（+++），说明患者糖尿病控制很不理想，症状除了乏力、口渴多饮、尿频之外，患者还有一干活就出汗、大便溏薄、腰酸失眠，近 1 年内体重更是下降了 7kg。查她的舌脉，舌质淡暗边有齿痕，苔白，脉沉弦。

此患者辨证当属消渴病（脾肾两虚证），处以健脾降糖饮加减。

处方：生黄芪 30g，天花粉 10g，太子参 30g，熟地黄 15g，怀山药 9g，白术 9g，金樱子 10g，生龙骨（先煎）30g，生牡蛎（先煎）30g，葛根 30g，黄精 15g，薏苡仁 30g，川芎 10g。水煎服，每日 1 剂，分 2 次温服，先嘱其服药 2 周。

2 周后复诊，复查空腹血糖降低至 9.0mmol/L，并且患者自觉症状均有好转，乏力、口渴、自汗明显减轻，但腰酸、尿频、失眠多梦仍较明显，大便仍不成形。在上方的基础上加百合 30g，再连服 2 周。

三诊时复查空腹血糖降低至 8.1mmol/L，诸症已不明显。后继续服用上述中药 2 个月以巩固治疗。

【师生问答】

学生：老师，这位患者您辨证是脾肾两虚证，那在临床上您遇到的糖尿病患者中脾虚证多见吗？

老师：嗯，这个证型还是很多见的。

近年来，糖尿病的发病率逐年升高。中医学对糖尿病的传统治疗，每从肺燥、胃热和肾虚立论，分上、中、下三消，大多以滋阴清热为法，而倡行从脾论治者较少。可我们在临床实践中发现，部分 2 型糖尿病患者多经历由胖到瘦的过程。根据中医学脾主肌肉、脾主四肢的理论，提出"脾虚致消"的观点，治法主张采用健脾益气法。该病属本虚标实之证，患者发病前多素嗜肥甘或过度劳累，导致脾气耗伤，发病后多数患者都有不同程度的脾气亏虚症状，如倦怠乏力、自汗、形体消瘦、舌质淡胖有齿痕、脉弱无力等，而三消症状的出现多不典型，因此临证应用益气健脾法为主治疗糖尿病更切合其病机与临床实际，收效更好。

学生：老师，"脾虚致消"的观点在临床上得到了印证，那请问这有哪些具体的理论依据吗？比如《黄帝内经》中有否相关的记载呢？

老师：是的，从脾论治糖尿病确实是有理论依据的，早在《黄帝内经》对消渴病就有着较为详尽的论述，其中就隐含了益气健脾法治疗消渴病的门径。

对于消渴病成因的认识，在《灵枢·本脏》已指出"脾脆善病消瘅"，明确提出脾脏虚弱是发生消瘅的重要病因。又认为本病为"膏粱之疾""肥美之所发"，指出饮食不节，过食肥甘，耗损脾胃，可引发消渴病。对于消渴病"口甘""多尿"等症状，也从脾胃入手，应用脾胃运化理论予以解释。又如《灵枢·口问》中记载："中气不足，溲便为之变。"

张仲景在《金匮要略·消渴水气小便不利脉证并治》中认识到正气不足、气血虚弱是消渴病的重要病机："寸口脉浮而迟，浮即为虚，迟即为劳，虚则卫气不足，劳则荣气竭"。并在治疗消渴病的白虎加人参汤、瓜蒌瞿麦丸中创造性地应用了人参、茯苓、薯蓣等健脾之品，开后世补脾益气治疗消渴病之先河。

《仁斋直指方论·消渴》中指出："消渴证候，人皆知其心火上炎，肾水下泄……孰知脾土不能制肾水，而心肾二者皆取气于胃乎？治法总要当服真料参苓白术散，可以养脾自生津液。"张元素在《医学启源》中也曾有"四君子汤，治烦热燥渴"和"白术散治烦渴，津液内耗，不问阴阳，服之则渴生津液"的论述。《丹溪心法·消渴》云："又若强中消渴，其毙可立待也。治法总要当以白术散养脾自生津液，兼用好粳米煮粥。"清代李用粹在《证治汇补·消渴》中也指出："五脏之精悉运于脾，脾旺则心肾相交，脾健则津液自化。"

由此可见，从脾论治糖尿病自古有之。我认为根据现代人的生活习惯和环境条件，以健脾益气法治疗糖尿病更能取得良效。

学生：老师，您提到的消渴病的病因有"膏粱之疾""肥美之所发"等，我们现代人很注重饮食，更注重饮食进补，什么有营养的都想吃，一吃就容易吃多。对于糖尿病患者的治疗，在饮食方面我们有什么具体要求吗？是不是更要清淡为主？

老师：嗯，确实是这样的。

消渴病的病因多为嗜食肥甘厚味或过度劳累、情志失调所引起,因此针对患者饮食不规律,服药不得法,以及在心理和运动等方面存在的问题,所以我们提出了治疗消渴病的"三平衡"疗法。包括饮食平衡、心理平衡、运动平衡。其中,饮食平衡是指根据病情调整三大营养素的比例;饮食定时定量,少食多餐;以及适当增加食物纤维,补充维生素、矿物质、微量元素等,但必须控制总热量的摄入。

另外,药膳对改善病情也有很好的作用,比如冬瓜、南瓜、苦瓜、马齿苋、山药、猪胰等均可选用。有些患者在服药的同时未饮食控制,或仍食甜味食物,或过分限制碳水化合物的摄入,实际上是破坏了人体的正常生理需要,反而都会加重病情。

学生:您说了饮食平衡,还有心理平衡和运动平衡呢?

老师:是的,那么我继续讲后面两个平衡吧。

所谓运动平衡是指不同体质的人选择不同的锻炼方式,如太极拳、气功、散步、快走等,总的原则是不要太过,以不感疲乏、全身微有汗出、心率稍有增快为度,有助降低血糖、血脂,增加胰岛素的敏感性,促进血液循环,从而减少用药量。正如唐代王焘曾指出,消渴患者须"食毕即行步。稍畅而坐……不欲饱食便卧,亦不宜终日久坐……人欲小劳,但莫久劳疲极,亦不能强所不能堪耳"。运动能够促进气血流通,使人体生机旺盛,反之则气机壅滞,百病由生。

所谓心理平衡是指避免情志刺激,进行自我调节,保持心情愉快。临床常见一些患者精神忧郁,血糖居高不下,各种降糖药疗效差。情志失调是加重病情的又一因素,正如朱丹溪所说:"人身诸疾,多生于郁"。肝气郁结,一则木旺克土,二来郁久化火,伤津耗液,使本病迁延不愈。《临证指南医案·三消》中记载:"心境愁郁,内火自燃,乃消症大病。"由此可见,精神愉悦,心理健康是控制好血糖的重要因素。

学生:谢谢老师这么详细的讲述。我们还是想老师请您继续从脾虚的角度来谈谈糖尿病。

老师:好的。我认为糖尿病是本虚标实之证,脾气亏虚是其发病的关键。"脾"是糖尿病病因病机中的重要地位,而健脾益气法是治疗糖尿病的主要大法。从糖尿病的主症特征来看，大量津液从尿中丢失，其临床表现为一派津液亏耗之象，这是气化不足所致。人体津液是由精微物质气化所生，中焦气化不足，不能化生气血津液为人体所用，其精微物质反随糟粕排出体外；中气虚即脾气虚，脾主四肢肌肉，故消渴脾虚，疲乏无力，四肢消瘦。因此，糖尿病"脾"病为先，造成气化不足，诸症丛生，然后涉及其他脏腑。"脾虚"是消渴病重要的病理基础，以脾为主的气机升降失常是消渴病的重要病机，而五脏虚弱是消渴病的重要转归。气阴两虚贯穿于疾病的始终；以内热、痰湿、血瘀为标，随着疾病的不同发展阶段各有所侧重。

因此，消渴的治疗当以益气健脾为主，并辅以滋阴清热、化痰除湿、活血化瘀，做到辨病与辨证相结合，以达到标本同治。

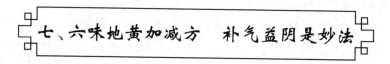

七、六味地黄加减方　补气益阴是妙法

【案例回顾】

2002 年 11 月的一天，门诊来了一名 40 多岁的男性患者，由其妻子陪同前来看病。一进门，患者夫妇就开始有条理地讲述他的患病史。

患者妻子说她在半年前发现丈夫喝水越来越多，不仅比他原先平时喝的多，而且比周围的人喝水都多，紧接着出现食量增大，40 多岁的人了，老是跟个孩子似的到处找吃的东西，问他怎么回事，他说自己总是饥饿感很强烈，自己根本控制不住，与此同时，患者发现自己连小便次数也明显增多了。家里人觉得不对劲，认为肯定是他身体出现了什么问题，于是去医院就诊，查了好几次血糖，记得空腹血糖最高达 17.0mmol/L，诊断为"2 型糖尿病"，服用格列齐特、二甲双胍等药物。服药之后，虽然多饮、多尿症状稍有减轻，但多食易饥未能改善，复查空腹血糖降至 11.0mmol/L 左右。后因服药未能进一步改善，遂今日前来我科就诊，要求服用中药治疗。

刻诊，见其精神倦怠，形体消瘦，问之，还有腰膝酸软的情况，平时大便也较溏薄，察舌脉，舌边有齿痕，苔薄白，脉细缓。

西医诊断：2 型糖尿病。

中医诊断：消渴（脾肾气阴两伤证）。

处方：怀山药 90g，黄芪 60g，玉米须 30g，仙鹤草 30g，山茱萸 15g，云茯苓 15g，熟地黄 12g，生地黄 12g，泽泻 10g，丹皮 10g。每日 2 剂，饭前 1 小时服用。嘱患者坚持糖尿病饮食。

服上药 1 周后，患者自觉脘腹饱胀，纳食减少，无易饥感，且体力渐增，大便成形。服上药 2 周后，症状基本消失，空腹血糖降至 7.1mmol/L。再服药 2 周（改为每日 1 剂）后，血糖稳定在 5.5mmol/L 左右。后以前方加减巩固。追踪 3 个月，血糖稳定在正常范围内。

【师生问答】

学生：老师，本病案我的理解是脾气虚、肾阴亏与消渴病发病密切相关，滋阴益肾、健脾益气为治疗本病的关键所在，您以六味地黄丸立法，肾、肝、脾三阴并补，在此基础上加强益气之药。我这样的理解正确吗？

老师：对的，你的理解比较准确。我们常说肾为先天之本，主藏精而寓元阴元阳。肾阴亏虚则虚火内生，上燔心肺则多饮，中灼脾胃则消谷；阴虚阳亢固摄失司，故小便量多。陈士铎的《石室秘录·消渴篇》说："消渴之证，虽分上、中、下，而肾虚以致渴则无不同也。故治消渴之法，以治肾为主，不必问其上、中、下之消也。"可见，消渴病以肾气阴两虚为本。《素问·阴阳应象大论》说："年四十而阴气自半也。"阴气即肾气，含肾阴、肾阳。中老年消渴患者，肾虚真水不足是三消之本，水亏命门火衰乃下消之因。脾为后天之本，主运化，为胃行其津液。脾阴不足，胃热亢盛，则多食多饮；脾气虚，不能摄水谷精微，则小便味甘；水谷精微不能濡养肌肉，故形体消瘦。说明脾气阴亏虚与消渴病发病密切相关。因此，以滋阴益肾、健脾益气为治疗本病的关键所在，而六味地黄丸其立法以肾、肝、脾三阴并补，在此基础上加强益气之功，则能符合临床治疗的要求，而达到治疗的目的。

学生：老师，一般我们都认为糖尿病的基本病机为阴虚燥热。本病案患者之阴虚具体脏腑诊断为肾阴虚，我们想问一下其中的机理？

老师：嗯，好的。糖尿病中医谓之"消渴"。中医学认为，肾藏真精、主水，为脏腑阴液之根本。肾精亏损，水亏火旺，可致燥热内生。肾阴不足，封藏失司，则尿多而浊；肾虚精亏，津不上承，水亏火旺，可上炎于肺，肺燥则口干舌燥；上炎于胃，胃热则消谷善饥。因此，肾阴亏虚乃为本病的根本。《仁斋直指方·消渴》说："肾水不竭，安有所消渴哉"。《儒门事亲》说："故消渴者，补肾水阴寒之虚，而泻心火阳热之实，除肠胃燥热之甚，济身津液之衰，使道路散而不结，津液生而不枯，气血利而不涩，则病日已矣"。这就是肾阴虚其中的机理。

学生：老师，一般处方都会在经典方或者经验方的基础上进行加减，请问就这位患者而言，您在初诊处方时药物的配伍意义是什么？

老师：嗯，初诊处方是常用的六味地黄丸的加减方，基本组成与用量：怀山药60~90g，黄芪30~60g，玉米须、仙鹤草各30g，山茱萸、云茯苓各15g，熟地黄、生地黄各12g，泽泻、丹皮各10g。全方具有滋阴益肾，健脾益气之功效。我主要用来治疗中老年糖尿病。方中熟地黄、生地黄滋肾阴，益精髓；山茱萸酸温滋肾益肝；山药、黄芪健脾益气，用量要大，有气复津还之意；共成三阴并补以补肾治本之功，亦即王冰所谓"壮水之主以制阳光"之义。茯苓、泽泻健脾利水，丹皮消虚热，虽然补泻并用，但以补为主。我也适当结合用一些现代药理研究证实的药物，如生地黄配熟地黄，山药配黄芪有明显降血糖作用。且山药能抑制胃排空运动及肠管推进运动，能增强小肠吸收功能，抑制血清淀粉酶的分泌。仙鹤草、玉米须降血糖作用，这亦早被人们所公认。

学生：那咱们临床加减有哪些特色吗？请您给我们举几个例子。
老师：嗯，可以的。在临证加减方面，遵循辨证论治、随症加减的原则。

如果遇到消谷善饥明显的患者，可加生石膏、玉竹等。

若是口渴多饮咽燥的患者，加用沙参、天花粉、石斛、麦冬等。

要是伴有气短自汗，可酌加太子参。

如果小便清长频数的，增用桑螵蛸、巴戟天、肉桂等品温肾固涩。

倘若出现尿浑浊如脂膏、盗汗的，加用知母、黄柏。

要是伴有头晕头胀，可以加上钩藤、白芍、牛膝等。

出现胸闷心悸的患者，我们可以选用丹参、石菖蒲、郁金、薤白、甘松等。

若是患者形体肥胖的，增用佩兰、荷叶、冬瓜皮、薏苡仁等。

伴有视物模糊不清的患者，酌加谷精草、青葙子等。

假若瘀血重，有瘀斑、瘀点、痛经夹块、肌肤甲错、全身刺痛的，可选用桃仁、红花、水蛭、元胡索、莪术、三棱、红花等。

学生：谢谢老师分享了那么多自己的用药经验。那请问老师，六味地黄丸可以治疗各种糖尿病或者糖尿病并发症吗？使用范围是不是有局限性？

老师：六味地黄丸是治疗糖尿病的常用方，用途很广泛，可应用于2型糖尿病、糖尿病肾病、糖尿病性脑梗死、糖尿病性阳痿、糖尿病周围神经病变、糖尿病合并高血压、老年糖尿病、糖尿病合并骨质疏松、糖尿病泌汗异常、糖尿病脂代谢紊乱、糖尿病性便秘等辨证属肾阴亏虚者。这既符合中医辨证论治的原则，也体现了中医的异病同治之法。

学生：一般人得了糖尿病后都会有一定的心理负担，会觉得在饮食方面都受到了限制，同时又对疾病的预后产生担心。就像这位患者，他在今后的生活作息、饮食规律上有什么要注意的吗？老师有什么建议或者个人观点吗？

老师：嗯，确实，得了像高血压、糖尿病、高脂血症等慢性病后，对于患者及其家庭都是一种考验与负担。

我们认为肾宜闭藏而不宜耗散。肾精不可泄，肾火不可伐，犹如木之根、水之源。木根不可断，水源不可竭。灌其根则枝叶茂，澄其源则流自清。同时，对于消渴病的治疗，除服用药物外，还应配合饮食疗法，以提高疗效。对这位患者来讲，可嘱患者用猪胰2条，怀山药30g，清水适量煎后饮汤食渣，或者用南瓜、洋葱、慈菇、黄豆、薏苡仁等适量做菜，多食代饭，对消除糖尿病症状，降低血糖有一定帮助。在治疗期间或治愈之后，都必须保持心情舒畅，节制房事，注意饮食，这对提高与巩固疗效也是很重要的。

学生：老师，我有一个问题想问一下，就是我们现在很多人喝牛奶，有些孩子从小开始就没有断过牛奶，那么您觉得糖尿病患者能不能喝牛奶呢？如果能喝，是不是也有什么讲究呢？

老师：我的观点是，牛奶是适合糖尿病患者饮用的，前提是控制牛奶的摄入量。

牛奶含有大量的水分，丰富的蛋白质、维生素和微量元素，以及适量的脂肪，能给患者提供较多的营养成分，且对血糖、血脂影响不大。有人说牛奶含有糖，不适合糖尿病患者饮用，这种观点是不对的。因为牛奶中含有的蛋白质、脂肪均有很高的消化吸收率，所以多喝牛奶可以保证摄入足量的蛋白质。现代营养学认为老年糖尿病患者每天喝适量的牛奶可以获得如亚麻酸、花生四烯酸等人体必需的不饱和脂肪酸，可以降低血胆固醇和甘油三酯，对防止动脉硬化和高血压都有好处。牛奶中含有能促进肠道内有益乳酸菌生长，调节肠道菌群平衡，维持肠道的正常消化功能的物质。牛奶中钙、磷、钾等元素含量丰富，每升牛奶可提供 1 200mg 的钙，且乳糖有益于人体对钙的吸收利用，多喝牛奶比每天口服钙片更易吸收，胃肠道所受刺激更少，是补充钙质的最好来源，也可预防中老年骨质疏松症，并有效地维持了人体的酸碱平衡。牛奶中的碘、锌和卵磷脂能提高大脑的工作效率，镁能增加神经系统耐受疲劳的能力。

我在这里也要说一下怎么正确喝牛奶。喝牛奶以每天早、晚为宜。早晨喝牛奶能充分补充人体能量，晚上或睡前喝则有安神催眠的功效。牛奶最好与馒头、面包等碳水化合物一起进食，因为空腹喝牛奶会使肠蠕动增加，牛奶在胃内停留时间缩短，营养成分不能被充分吸收利用。

现在市场上有全脂牛奶和脱脂牛奶的区别，前者含有牛奶的所有成分，后者去除了对人体不利或有害的脂肪，保留了牛奶中对人体有益的营养成分。建议血脂较高，尤其是低密度脂蛋白胆固醇较高的患者可以选择饮用脱脂牛奶。

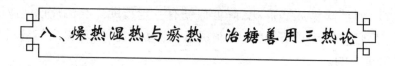

八、燥热湿热与瘀热　治糖善用三热论

【案例回顾】

一位陈姓青年男子前来就诊，一进门就风风火火地开始说起自己的患病经历来。他现年只有 38 岁，在大约半年之前不知道什么原因就出现

了非常明显的口干口渴，一天要喝很多水，但是仍然不解渴，同时，整个人无精打采，总觉得累得很。他自己曾去当地医院检查，当时检查结果为：空腹血糖 10.2mmol/L，餐后 2 小时血糖 14.3mmol/L，诊断为"2 型糖尿病"，医生曾嘱其服用格列齐特片每次 80mg，每日 2 次，阿卡波糖片每次 50mg，每日 3 次。服药 3 个月后，复查空腹血糖降低至 8.7mmol/L，餐后 2 小时血糖降低至 12.2mmol/L。

再仔细询问患者，了解到他有家族性高血压、高血脂史，而且父亲已因中风病逝。患者因服用降糖药物后虽然血糖下降，但是自我感觉没有好转，所以想请中医诊治。

刻诊，患者自觉口干，口中黏腻不爽，乏力神疲，大便干结，基本 3 天才解 1 次，小便色黄，疲劳后会出现小便中夹有泡沫，还伴有手足麻木的情况，舌质暗、苔薄黄腻，脉小弦滑。

本病案我们初诊辨证属消渴病（肝肾阴虚，燥热、湿热、瘀热互结），其中以燥热、肝肾阴伤为著。治拟补益肝肾、清热润燥，兼以清热利湿、活血化瘀。

处方：地骨皮 15g，生山楂 15g，生地黄 15g，桑叶 15g，制何首乌 12g，制黄精 12g，枸杞子 12g，决明子 12g，天花粉 12g，太子参 10g，黄芪 10g，玄参 10g，麦门冬 10g，知母 10g，佩兰 10g，泽兰 10g，泽泻 10g，炙鸡内金 10g，山茱萸 6g，黄连 3g。每周服 5 剂，共 40 剂。

二诊，患者诉服上药后，疲劳感已有缓解，口渴基本消失，口苦、口黏已不明显，晨起略有口干，大便已畅，偶有手足麻木、尿黄，疲劳后尿沫无明显增加。查其舌质暗，苔黄薄腻，脉小弦滑。复查空腹血糖 7.2mmol/L，餐后 2 小时血糖 9.2mmol/L。效不更方，原方续进，将处方制成丸药，以缓图善后。

处方：制何首乌 15g，生地黄 15g，地骨皮 15g，生山楂 15g，鬼箭羽 15g，桑叶 15g，玉米须 15g，制黄精 12g，枸杞子 12g，天花粉 12g，决明子 12g，山茱萸 10g，太子参 10g，黄芪 10g，玄参 10g，麦门冬 10g，知母 10g，佩兰 10g，泽兰 10g，泽泻 10g，炙鸡内金 10g，黄连 3g。上述诸药研极细粉，另用桑叶、玉米须煎汤代水，水泛为丸。每次于餐前服用 6g，每日 3 次。

【师生问答】

学生：老师，这位患者辨证是"肝肾阴虚，燥热、湿热、瘀热互结证"，针对"燥热、湿热、瘀热"，有什么特殊的说法吗？

老师：好，我们把"燥热、湿热、瘀热"称为"三热"观。根据糖尿病患者常出现的症状，如咽燥、口干欲饮，口苦、口中黏腻，大便干结或稀溏，尿量多、尿浑浊或伴尿艰涩难行，肢体麻木，或易生疮疡，两目干涩，视物模糊，耳鸣，腰酸膝软，周身乏力，易于疲劳，舌苔黄腻难化等，判定本病在标为燥热、湿热与瘀热三热互结，在本为气阴两虚、肝肾不足。病变脏腑在肺、脾胃和肝肾。从而提出以"三热"观论治糖尿病的观点。

学生：这位患者为何会出现这个证型的呢？在治疗上我们该从何处入手？

老师：本病案辨证属肝肾阴虚，燥热、湿热、瘀热互结，以燥热、肝肾阴伤为著。燥热伤肺，肺失濡润，津不上承，故出现口干、咽燥、欲饮；湿热蕴于脾胃，运化功能失健，故出现口苦、口中黏腻、大便干结、苔黄腻难化；肾阴亏虚，阴虚及阳，阳虚气不化水，肾失固摄，膀胱气化无权，则小便浑浊；瘀热阻络，经络不利，故肢体麻木；气阴两虚，则周身乏力，易于疲劳。治疗上当以补益肝肾，清热润燥，兼以清热利湿，活血化瘀。从组方看以桑叶、地骨皮、天花粉、知母清肺润燥、滋阴生津；黄芪、太子参及生地黄益气养阴；患者血脂较高用制何首乌、制黄精以滋阴补肾，化痰泄浊；以黄连、佩兰清中燥湿，芳香化湿悦脾；鬼箭羽、泽兰、玄参凉血活血，化瘀通络；生地黄、山茱萸酸甘滋肾阴。全方共奏补益肝肾、清热润燥，兼以清热利湿、活血化瘀之功。

学生：老师，现在知道这个处方具有清燥泄热、清利芳化、凉血化瘀、益气养阴、培补肝肾的功效。那么临床常见的相关加减有哪些呢？

老师：嗯，任何疾病，我们临床都不能固守一方一法，均要灵活加减。比如，肝肾阴亏明显，两目干涩为主者，可酌加石斛、枸杞子、麦门冬等；若络热血瘀为甚，表现为肢体感觉不灵、麻木不仁者，加姜黄、鸡血藤、丹参等；若伴有肢体浮肿者，可酌加泽泻、路路通、天仙藤、鸡血藤、楮实子、炙水蛭以化瘀理气、利水通络；若湿阻壅盛，脾胃运化失健，表现为大便溏泻为主症者，加煨木香、砂仁、凤尾草、怀山药以化湿健脾理气；若肾虚，尿浑浊或量多为主者，则当加用玉米须、泽泻、菟丝子、覆盆子以补肾通利；若伴有肝火上炎，面红目赤，血压升高者，适当加罗布麻叶、夏枯草、苦丁茶以清肝化火降压；若形体肥胖，痰浊较重，血脂增高者，可适当加入制黄精、制何首乌、石菖蒲、海藻、荷叶等以滋阴补肾、化痰泄浊。当然，实际加减远不止这些，需要我们临证细心观察思考，方能全面。

学生：老师，很多的传统中药，在现代药理研究中，已经被证实确实有降低血糖的作用。在处方中我们看到您使用了鬼箭羽等药物，这些药物除了凉血活血、化瘀通络之外，还有哪些作用吗？

老师：嗯，现代中药药理研究证明，处方中一些药物在体外试验中证明有降糖作用。如黄芪、生地黄具有降低血糖及血脂、提高糖耐量的作用，鬼箭羽具有降低血糖、促进胰岛素分泌的作用。

学生：老师，据我所知，您还有首常用的名叫"黄芪汤"的验方，它适用于哪种类型的糖尿病呢？

老师：可见你平日学习还是挺用心的。我常用的黄芪汤以黄芪、人参、白术、山药、扁豆、莲子肉、麦门冬、地黄、石斛、玉竹、鸡内金、生谷麦芽为主组成。全方具有补气养阴、运脾养胃的功效。主治糖尿病属肺肾气阴两虚证型。如脾虚生湿，湿郁化热，虚中夹实者，又当佐入黄连、天花粉、苍术、佩兰、玉米须、芦根等清中化湿，芳香悦脾。

学生：谢谢老师讲了这么多，我们是否能总结出这位患者在标为燥热、湿热与瘀热互结，在本为气阴两虚、肝肾不足。病变脏腑在肺、脾胃和肝肾？

老师：嗯，是的，这个总结还是比较全面到位的。具体来说可以从以下4个方面来讲。

1. 治本须补肾，滋阴兼助阳

因三消源本于肾，故治消总应以补肾为主，由于本病以阴虚为本，燥热为标，故常以六味地黄丸为基础方，壮水以制火，配加玄参、天门冬、龟甲、牡蛎等品，肺肾两虚者合生脉散，肾火旺者加黄柏、知母。若见阴阳两虚，或以阳虚为主，可取肾气丸加鹿角片、淫羊藿、肉苁蓉等。组方配药应注意阳中求阴,阴中求阳。

2. 补气可生津,治虚当顾实

本病气阴两虚,津气俱伤,复因气虚不能生津者,不可纯用甘寒,当气阴双补,或以补气为主而化阴生津。脾气虚弱者用参苓白术散,健脾补气以化津,肺肾气阴两虚者,可用《医学心悟》之黄芪汤加减,药用黄芪、全参、白术、山药、扁豆、莲子肉等补气,麦门冬、地黄、石斛、玉竹等养阴,并配鸡内金、生谷麦芽运脾养胃。如脾虚生湿,湿郁化热,虚中夹实者,又当佐以黄连、天花粉、苍术、佩兰、玉米须、芦根等清中化湿,芳香醒脾。

3. 升清可布液,流气能输津

凡脾气虚弱,气不化津,津因气而虚者,须补气生津,同时可配葛根升发脾胃清阳之气,以奏生津止渴之效。若清气亏耗,或气虚气滞,气不布津,投滋柔之品而阴津难复者,还可配小量砂仁。若因肝郁化火,上炎刑金,灼伤胃液,下耗肾水,而见三消证候者,又当在滋阴生津药中配入柴胡轻清升散之品以舒肝郁,并伍牡丹皮、地骨皮以清郁火。

4. 润燥须活血,瘀化津自生

津血同源,互为资生转化。阴虚燥热,津亏液少,势必不能载血循经畅行,燥热内灼,煎熬营血,又可导致血瘀,瘀热在里,还可化热伤阴,终致血瘀并见。瘀阻气滞则津液难以输布。治当滋阴生津为主,兼以活血化瘀。酌加桃仁润燥活血,赤芍、牡丹皮、丹参凉血化瘀,泽兰祛瘀升清,鬼箭羽通瘀破血。血行津布则燥热可解,瘀化气畅则阴液自生。

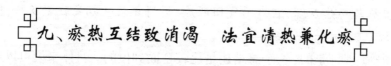

九、瘀热互结致消渴 法宜清热兼化瘀

【案例回顾】

一位67岁的葛姓男子缓缓步入诊室,从他进来不仅步履缓慢,还用双手交叉捂着自己的两个肩膀,皱着眉头,感觉很痛苦的样子。原来,他在3月前开始出现双肩酸楚疼痛难忍,自己用了麝香镇痛膏等外贴,感觉稍有效果,就懒得去医院,可是连续贴了好几天,并没有明显好转,因此

在老伴陪同下，前往当地医院检查，却发现血糖很高，医生诊断为"2型糖尿病"，但是口服降糖药后血糖控制仍不理想。最近1个月，患者不仅双肩疼痛未减，还逐渐出现了双下肢麻木，偶有肌肉拘急抽筋，大便也变得干结、难解，基本要3~4天一行。晚上睡觉也不安，有几天还出现了彻夜不眠，手心脚心还发烫，老伴给他量量体温，倒也没有发热。

追问他有没有多饮、多食、多尿的情况，他说这些症状倒也不明显，察其舌脉，舌边尖红隐紫，苔薄黄腻，脉细弦涩。

复查空腹血糖为8.6mmol/L，餐后2小时血糖13.8mmol/L，血液流变学指标提示：血黏度轻度增高。

本病例经辨证属消渴病（瘀热互结证），治拟清热通腑、凉血化瘀。

处方：生地黄12g，玄参12g，麦冬12g，天花粉15g，制大黄5g，鬼箭羽15g，桃仁10g，丹参15g，芒硝（冲）5g，知母10g，炙僵蚕10g，炙水蛭3g，地龙10g，木瓜10g。7剂。水煎服，每日1剂，分2次服。

二诊，服药7剂后肩痛腿麻减轻，拘急抽筋好转，仍觉乏力，夜卧略口干，夜寐仍不佳，初服中药大便时偏溏薄，舌质暗红苔薄黄腻，脉细涩。复查：空腹血糖6.6mmol/L，餐后2小时血糖7.8mmol/L。仍守原意，稍作加减继进。原方去鬼箭羽、木瓜、桃仁，加夜交藤20g，共14剂。

三诊，自觉诸症均已好转，肩痛腿麻趋除，拘急抽筋未作，精神显振，夜寐已佳，口干不著，大便成形，日行1次，舌质偏暗苔薄黄，脉细涩。查空腹血糖5.6mmol/L，餐后2小时血糖6.7mmol/L。原方去化瘀泄热之品大黄、芒硝，守以养阴止渴之法，并加泽兰10g，鸡血藤10g，继服14剂，以巩固其效。守上方加减进退3个月。临床症状皆除，复查血液流变学指标皆在正常范围，多次复查血糖正常。

【师生问答】

学生：老师，我们都知道消渴病一般认为的病机是阴虚燥热，阴虚为本、燥热为标。可本案例患者瘀证明显，治疗上也重视化瘀，最终血糖控制良好，痹痛也消除了，请您谈谈瘀血在本病发生发展中的影响？

老师：这个问题问得好，这也是我举这个案例的目的所在。

一般我们都认为，消渴病的基本病机是阴虚燥热，阴虚为本、燥热为标。但消渴病虽以"热"为主，究其本源，却尚有"燥热""湿热""瘀热"

之别。"燥热""湿热"从古至今多有论及。如《济生方·消渴论治》中有载:"肾水枯竭,心火燔炽,三焦猛烈,五脏干燥,由是消渴生焉"。《兰室秘藏·消渴论》中说:"结者,津液不足,结而不润,皆燥热为病也。此因数食甘美而多肥,故其气上溢转为消渴"等。故消渴之初始,其常有肺胃燥热或脾胃湿热之因由。燥热为病,不外耗气伤津、耗津伤血二途,其燥久羁,暗耗乙癸,元脏虚损,发为消渴。湿热化燥,邪从火化,更易劫津伤血,加之其湿内生,津液不归正化,则营阴亏虚,后继乏源,而终生消渴。

消渴病中"瘀血"是其重要的病理因素。或从气滞血行受阻,或从气虚阳衰,血行迟慢,或痰浊阻于脉络,或寒邪入血,血寒而凝,或邪热入血,煎灼血津,皆可引致。

学生:既然瘀血是消渴病的重要病理因素,那有具体的理论或者学说吗?

老师:有的,国医大师周仲瑛教授就提出了"瘀热致消"学说。周氏认为,消渴病中"瘀"与"热"并非孤立存在。尤其在消渴病发展到一定阶段,即合并并发症时期,大多患者同时表现血热和血瘀并见,清热凉血与活血化瘀并用,效果甚佳,故提出"瘀热致消"学说。瘀热是指瘀和热两种病理因素相互搏结、胶结合和,所形成的具有新的特质的病理因素。既有瘀和热的致病特点,尚有自身特性。

消渴病中,瘀与热一旦形成,既可因瘀致热,亦能因热致瘀,但常见瘀热并存。终致瘀热相搏,胶结为患。瘀热形成有外感与内伤两类。然消渴瘀热多为内伤,其产生途径有四:一为阴虚燥热,热耗营阴,津血亏虚,可致血行不畅,滞而为瘀,瘀热相搏,胶结难化;二为长期情志不遂,忧愁思虑,肝失疏泄,木失条达,气滞血瘀。或气郁化火,热郁与血瘀相结,终成瘀热相搏;三为气虚痰盛,或嗜食油腻肥甘,痰湿留滞体内。酿生脾胃湿热,阻滞气机,壅塞血脉,湿热瘀相结,形成瘀热相搏;四为消渴病久,耗损气血阴津,气虚则行血无力,津伤则无以载血运行,血虚则滞涩难行,皆见络脉瘀滞,积久化热,瘀热乃生。瘀热一旦形成,又可耗伤津血,使邪热愈炽,浊瘀愈固,"热附血而愈觉缠绵,血得热而愈形胶固",损伤肺胃肝肾真阴,终致多饮、多食、多尿、消瘦等消渴诸症渐作或加重。消渴既发,津液输布愈难,营血亏耗愈甚,则瘀热笃重,络热血瘀,伏热则灼伤血络,瘀血则阻塞脉道,而致或闭塞心窍,或蓄留三焦,或阻于肾络,脉络受损,变生他病。

学生:原来如此,既然是瘀热,那临床表现也就比单独的瘀或者热要复杂多变了吧?

老师:是的,确实是这样。

消渴久病,热瘀阻络病多标实与本虚并见,或迁延难愈,累及多脏腑、多经脉,表现多症杂陈。临证当辨其时长短、其势轻重之殊。瘀热病程日久者,多见时有心悸、肢麻、胸中刺痛,或头痛、眩晕、耳鸣,或腰背刺痛、五心烦热,或行动受限,甚则半身不遂,或欲食而不纳、大便干结、小便热涩。舌质紫暗,或有瘀点、瘀斑,舌下脉络粗大、迂曲,苔略黄腻,脉涩或结代略数。

学生:针对瘀热,我们想到的当然是化瘀与清热,请问老师在具体治法与用药上有什么独到的经验吗?

老师:好的,当然可以。

瘀热相搏,治当凉血与散瘀有机配伍,联合使用。多采用"清热通络,凉血化瘀"的治疗大法,使热可解,瘀可化,血行津布,则诸症自除。临床常选用增液汤合桃核承气汤、血府逐瘀汤、复元活血汤加减。以达养阴、清热、通络、化瘀之效。习用生地黄、玄参、麦冬、天花粉等清热生津,赤芍、牡丹皮、丹参清热凉血,桃仁润燥活血,泽兰祛瘀升清,鬼箭羽通瘀破血,血行津布则燥热可解,瘀化气畅则阴液自生。然若久治不效者,乃瘀复内阻也。其津亏不能化气,气虚不能运血,此时当参以益气化瘀,用生黄芪、太子参等益气之品配合蒲黄、水蛭等以助化瘀之力。凉血化瘀习用丹参、赤芍、牡丹皮、大黄等药,以达瘀去津生,邪去正复之作用。养血活血习用当归、桃仁、红花、鸡血藤等药。活血通络理气习用泽兰、地龙、川芎、枳壳等药。破血逐瘀习用鬼箭羽、炙水蛭等药。

学生:老师,我们知道糖尿病并发症的病机往往与瘀血相关,活血化瘀药物在治疗糖尿病并发症上有一定的优势,在这方面,您有什么经验吗?

老师:嗯,对于使用活血化瘀药物,原则是"早期使用、早期干预",

临床常常用三七粉、水蛭粉，主张糖尿病患者每天吃 3g 三七粉，早晚各 1.5g，发现患者出现并发症后改吃水蛭粉，也是每天吃 3g，早晚各 1.5g，这样对那些早期的肾病、血管病变、皮肤病变疗效很好。曾有动物试实验报道，将糖尿病大鼠分成两组：一组是用活血化瘀的中药干预（治疗组），一组不用中药干预（对照组），两组血糖升高得都不严重，但都是高血糖。观察治疗 3 个月、6 个月、9 个月、12 个月后并发症出现的情况，发现治疗 6 个月的时候，治疗组的并发症程度，尤其是眼底病变仅相当于对照组 3 个月时的程度。也就是说，通过糖尿病模型，在糖尿病刚刚形成开始就给活血化瘀药物治疗，可以使糖尿病并发症，尤其是微血管并发症出现的时间大致推迟 1 倍，严重程度大致减轻 50%。

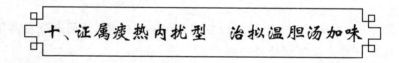

十、证属痰热内扰型　治拟温胆汤加味

【案例回顾】

一位 60 岁的男性患者曾到我这里来看病，当时他已有 5 年的"2 型糖尿病"病史。

据他自己描述，最近 1 年他总是感觉自己嘴巴里面又干又乏味，还带有黏黏腻腻的感觉，非常不舒服，喝绿茶都不能缓解，尝试嚼口香糖也不能减轻，后来发现自己舌头上面总有厚厚的一层舌苔，所以又试着每天早上刷牙时把舌苔也一起刷干净，确实，上午口腔里原先的不适感减轻了不少，但是午饭吃过开始，口腔不舒适的感觉马上又会重现。同时，他渐渐地胃口也没有原来那么好，没有食欲，还感觉到全身疲乏无力，有时还会双腿发软，晚上睡觉也不安稳，心烦懊恼，大便倒还算正常。

察其舌脉，舌红胖大苔黄腻，脉细弦滑。询问他糖尿病服药及血糖控制情况，患者说平时服用格列齐特治疗，但空腹血糖依然高于 8.0mmol/L。

中医诊断为消渴病（痰热内扰、胆胃不和证）。治以清热化湿，健脾化痰。方拟温胆汤加味。

处方：半夏 9g，化橘红 6g，云茯苓 30g，炙甘草 6g，枳壳 9g，姜竹茹 10g，广郁金 12g，虎杖 12g，石菖蒲 12g，远志 6g，土茯苓 30g，冬葵子 12g，泽泻 9g,碧玉散(包煎)15g,肉桂(后下)3g。共 14 剂,每日 1 剂,水煎,分 2 次服用。同时嘱咐他继续服用格列齐特控制血糖。

二诊:服药 2 周后,患者自觉口干、口苦减轻,口中有津液恢复,胃纳改善,二便正常。但仍有眩晕、乏力、腿软。察舌脉,舌淡红胖大,舌苔根腻,脉细弦滑。复查空腹血糖降至 6.5mmol/L。予原方加苍术 15g,玄参 15g,党参 15g。再开 14 剂,服法同前。继续服用格列齐特控制血糖。

三诊:续服中药 2 周,患者复诊自述上述诸症均已消失,血糖已控制在正常水平之内。嘱患者,现可以减药量或渐停药观察,但必须注意遵守糖尿病饮食,保持情绪舒畅。

【师生问答】

学生:老师,我们知道糖尿病的主要病机是阴津亏虚、燥热偏胜,且以阴虚为主、燥热为标,两者互为因果。本案例患者老师您的判断却是痰热内扰型,治用温胆汤加减,这是为什么?

老师:嗯,看来你们对中医基础知识已经掌握得比较好。

糖尿病归属于中医学"消渴"范畴。其病机主要在于阴津亏虚、燥热偏胜,且以阴虚为主、燥热为标,两者互为因果。病变脏腑主要在肺、胃、肾,故清热润燥、养阴生津为本病治疗大法。然而随着对消渴病认识的不断深入,发现本病除阴虚为本、燥热为标的病机外,脾气虚弱、肝气郁结、痰湿内阻、痰瘀阻络、热毒内盛等也较为多见,治疗亦不宜单用清热润燥、养阴生津之法。

木生于水而长于土,土气冲和,则肝随脾升,胆随胃降,木荣而不郁。久嗜肥甘之人,阳明之热与太阴之湿相合,影响脾胃运化;脾失健运,胃难和降,则津失敷布,蕴久成痰;痰气郁结,久而生热。胃热可扰犯胆腑,胆贮藏和排泄胆汁,主决断,寄相火,热与火并,胆气横逆,克伐胃土,则使胃热更甚。胆木逆生,相火上炎而刑金,肺金被克,清气郁蒸而生上热。脾运不健,不能为胃行其津液,体内水谷精微运化失常,输布紊乱,纵然消谷多食亦不能达于五脏六腑,四肢百骸、筋骨肌肉无以充养,久则形体见瘦,甚则痿弱不用。土弱不能达木,则木气郁滞、肝木不升、郁而生热;痰热日久,终为消渴,治宜培土疏木、清热化痰。

学生：那请问老师，临床遇到哪些情况或者症状的时候可以考虑使用温胆汤呢？

老师：温胆汤为"胆胃不和，痰热内扰"而设，主治少阳枢机不利、津气失调、气郁化热、津聚成痰的痰热内扰证；症见胆怯易惊、头眩心悸、心烦不眠、夜多噩梦，或呕恶呃逆、眩晕、癫痫、苔白腻、脉弦滑。

认为消渴病临证虽以气阴两虚证最为常见，但每多兼夹，其中夹湿、夹痰者尤多，而湿郁化热、痰热互结，则病势迁延，治疗较难取效。临床此类患者多嗜好肥甘厚味，辛辣香燥，脾胃郁热，又犯肝胆，易出现口黏口腻、困倦乏力、惊悸不宁、头晕目眩、失眠多梦、烦躁不安、胸闷胁胀、体胖浮肿、肢体麻木、吐痰涎、舌淡红或红、苔白腻或黄滑、脉弦缓或弦数，生化检查常见血糖、胆固醇、甘油三酯升高，辨证属于痰热内扰证，契合温胆汤方证范畴，以此方加减治之，可获得较好疗效。

学生：既然是痰热内扰，我看到您在处方中却使用了肉桂，这又是什么用意呢？

老师：噢，这里用肉桂是考虑到两个方面的作用。一方面，初诊方运用了温胆汤加广郁金、虎杖、土茯苓、冬葵子、碧玉散等，整个处方中清火散热之药颇多，恐其寒凉太过，故加肉桂以佐之。另一方面，考虑到患者不欲饮食、乏力腿软，土弱之候，然其土弱，未至于衰，故大便如常，因此借肉桂之温通，用以扶脾阳助其运化不息。

学生：哦，原来是这样。那这位患者具体是什么原因引起的痰热内扰呢？

老师：就这位患者来说，饮食不当是重要的病因。此患者平素喜嗜肥甘厚腻，最喜欢吃甜品、奶茶、糯米制品、烧烤、麻辣烫等食物，造成湿浊痰热内蕴，日久累及肝胆，胆气上泛，故而口苦口干，此木旺之征。胆者，清净之府，痰热内扰必致夜寐不安。痰热湿浊内蕴，势必舌红苔腻而黄，脾虚则舌体胖大，脉细弦滑为痰热内阻之象。故治疗当以清热化痰、健脾利湿，方以温胆汤加味。

痰热之体者，我们从饮食上必须注意，忌辛辣、甜腻、寒凉之品，诸如牛奶、豆奶、巧克力、水煮蛋、茶叶蛋、甜品、冷饮、烧烤、麻辣、海鲜等，均应在忌口之列。

学生：老师，您谈到湿热或者痰热证型的患者的饮食忌口是很重要的，那对于糖尿病患者，在饮食方法上有哪些具体要注意的吗？

老师：嗯，这就涉及我们所说的糖尿病患者的饮食原则了。这个问题大概要从以下几方面来讲，供大家参考。

1. 限制全日摄入的总热量

糖尿病患者每日的总热量应该等于基础能量消耗以及体力活动所需要的能量。其基本要求是成人足以维持合理的体重，儿童应当保证正常的生长发育，妊娠与哺乳期的女性糖尿病患者必须有充分的营养，在计算糖尿病患者每日总热量需求时，必须注意患者整体的营养状态，以维持标准体重为宜。还应当根据劳动强度计算每日应进的总热能，休息者每日每千克标准体重应供给热量为 24~30 千卡，轻体力劳动者为 30~35 千卡，中等体力劳动者为 35~40 千卡，重体力劳动者为 40 千卡以上。另外，儿童、乳母或体重不足或消瘦的糖尿病患者可酌量增加热量。反之，肥胖者或超重者应当严格限制总热量以达到降低体重的目的。一般来说，成人每天的主食量以 200~400g 比较好。

2. 平衡膳食

糖尿病患者应该平衡饮食，要注意所含的营养成分要全面，比例要适当，数量要充足，使患者乐于接受。又要提供足够的营养以满足生长发育以及生活劳动的需要。要求低盐、低热能、低脂肪食物以及富含维生素和纤维素的食物，限制淀粉的摄入量，可将主食由大米、白面改为适当吃些粗粮如荞麦、燕麦、玉米、小米、黄豆等。

近有研究表明，糖尿病患者进食蛋白质过多并无益处，高蛋白饮食可以引起患者的肾小球滤过压增高，易引起糖尿病肾病。但对于出于生长发育阶段的儿童或者合并感染、妊娠、哺乳、营养不良以及消耗性疾病的糖尿病患者，则应适当放宽蛋白质的限制。

3. 忌食肥甘厚味

中医认为，高脂肪、高蛋白食物属于肥甘厚味，这类食物能够产生湿热而不利于消除糖尿病患者的阴虚燥热情况。所以糖尿病患者不宜多吃肥肉、动物内脏、糖蜜制品以及油炸食物，以免加重病情，甚至诱发糖尿病酮症酸中毒等并发症。

4. 吃粗纤维食物

粗纤维食物，能刺激胰腺分泌胰岛素，提高血液中胰岛素的含量，减少用药量。

5. 饮食宜清淡

糖尿病患者宜多进食新鲜蔬菜如萝卜、黄豆、菠菜、荞麦、燕麦、核桃。但儿童不宜常饮牛乳，以防诱发糖尿病。

6. 多吃薯类、蔬菜、水果

薯类、蔬菜、水果中含有丰富的维生素、无机盐、膳食纤维，是人体营养的主要来源之一。如果这些东西吃得太少，会引起便秘。近来研究表明，膳食纤维虽然对人体不提供直接的营养成分，但却对维护人体健康具有不可替代的作用。例如，如果膳食纤维摄入量少，糖尿病、冠心病、高血压病、脑血管病、肥胖病、胆石症、直肠癌的发病率就会明显升高。

7. 避免一次饮食过量，可以少食多餐

少量进食胜过丰盛的三餐，宁可少食多餐，也不要一餐吃得太多。因为少吃多餐，增加餐次可以降低餐后血糖的高峰值，对控制餐后高血糖极为有利。对某些单纯用药物控制血糖不良者，可以通过少吃多餐来控制病情。另外，糖尿病患者应该合理安排每日三餐，每餐都应当含有一定比例的糖类、脂肪、蛋白质，以有利于延缓葡萄糖的吸收，达到通过合理饮食来控制血糖的目的。

8. 严格禁止吸烟、饮酒

中医认为，饮酒可以使得湿热内蕴，吸烟可以使火热内熏，两者皆是辛温耗伤津液之物，对糖尿病患者非常有害。

9. 低盐饮食

因为钠摄入过多容易引起高血压，每日食盐量应控制在3~5g。中国糖尿病协会认为糖尿病患者血压正常者，每日食盐量不超过7g，血压升高者每日食盐量不超过5g。

10. 每日摄取的三大营养物质比例要合理，量要适可而止

糖尿病患者每日摄入的总热量中，脂肪占30%，蛋白质占15%，糖类占55%~60%。

对于蛋白质的摄入量，现在美国糖尿病学会建议糖尿病患者每日的蛋白质摄入量应该限制在每千克体重0.8g。

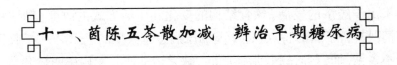

十一、茵陈五苓散加减 辨治早期糖尿病

【案例回顾】

一位胖胖的男子来我这里看病。说年 45 岁了，也是一位"糖友"，确诊"2 型糖尿病"已经 2 年多。这次来就诊，一是想问问中医治疗糖尿病的效果如何，二是因为他觉得自己的胃脘和腹部老是胀满不舒，浑身重重的提不起力气，就连脑袋也是重重的，感觉总有什么东西罩在他头上，所以他时不时会用手挠挠头，还有就是口干苦，大便黏滞不爽，一天要解好几次。询问他小便情况，尤其是否有尿频、尿急、尿痛等症状，他说小便颜色黄，但是没有尿频、尿急、尿痛的情况。

察舌脉，舌红苔腻，脉滑数。检查糖耐量减低，查空腹血糖波动在 8.6mmol/L 左右。

追问其是否服用降糖药物，他说从未规范治疗过，这次来也是想要中药调理，不想用西药治疗了。

本例中医辨证是湿聚生痰，湿热内蕴证。治以清热利湿健脾。方以茵陈五苓散加减。

处方：茵陈 30g，泽泻 15g，猪苓 15g，白术 10g，桂枝 6g，法半夏 9g，陈皮 10g，虎杖 10g，黄芩 10g，车前子（包煎）15g。7 剂，水煎，分 2 次温服。

复诊：服用 7 剂后，患者症状明显好转，大便黏滞减轻，口干、口苦好转，前方去虎杖、黄芩，再服 15 剂后诸症基本消失。续以上方加工成丸剂治疗 2 个月，查空腹血糖波动在 7~8mmol/L，餐后血糖波动在 9.0~9.5mmol/L。嘱其定期复诊，检测血糖及糖化血红蛋白。

【师生问答】

学生：老师，糖尿病是临床常见病，现在的发病率也越来越高，中医将糖尿病的常见分型分为几大类，您临床常见的类型有哪些呢？

老师：中医学认为糖尿病以禀赋异常为内因，饮食情志为外因，内外因相合而致糖尿病。发病初期为情志失调，痰浊化热伤阴，以标实为主；

继之为气阴两虚,后疾病发展为阴阳两虚,兼夹痰浊瘀血,以本虚为主。近年来由于经济的发展,饮食结构的变化和生活方式的改变,糖尿病的发病情况具备了新的特点,即2型糖尿病患者典型的"三多一少"临床表现已不多见,而营养过剩、形体肥胖、缺乏运动使其发病率明显升高。目前对于现代糖尿病的中医病机多倾向于湿热互结、气阴两伤、脾肾两虚、瘀血阻络。

学生:老师,是哪些原因导致这种证型比例发生变化呢?

老师:这个原因是多方面的。

通过多年的临床观察,认为湿热内蕴型多见于糖尿病最早期,而阴虚燥热不是此期基本病机,这与古人对早期糖尿病认识存在偏差有关,古人是在临床上有明显的"三多一少"症状时对消渴进行认识和诊断的。此类型部分患者需通过口服葡萄糖耐量试验(OGTT)才能确诊,而且绝大部分患者形体肥胖,无明显"三多一少"表现,目前对此相关研究甚少。此类型患者据报道在广东地区非常常见,究其原因:一是与广东地区湿热的气候有关;二是近年来,随着物质的丰富、生活的高度富裕,高脂高能量膳食的增多,粗纤维食品的减少,交通便利及生活节奏变快后导致人们的运动量减少,对糖尿病环境因素中的肥胖、饮食生活习惯、体力活动的因素有不容忽视的影响。而环境因素在2型糖尿病的发病中起着重要作用,这也是糖尿病患病率不断上升的原因。

学生:老师,我发现这些因素与代谢综合征的病因很类似,中西医分别是怎么将糖尿病和代谢综合征进行区别联系呢?

老师:嗯,看来你掌握知识面还是比较广的,也勤于思考。

我们常说消渴病与湿热的关系密切,湿热证又与肥胖密切相关,而肥人多痰湿,此类患者常合并有代谢综合征,代谢综合征是多种代谢成分异常聚集的病理状态,是一组复杂的代谢紊乱症候群,是导致糖尿病、心脑血管疾病的危险因素,其集簇发生可能与胰岛素抵抗有关,目前已成为心内科和糖尿病医师共同关注的热点,主要表现为中心性肥胖、高血压、血脂紊乱、糖尿病或糖调节受损等多种代谢异常并存。

中医学认为,高脂血症主要由于过食肥甘或长期饮酒,导致湿困脾阳,使脾失运化,聚湿生痰,流聚于血脉所致,其证候多包括眩晕、疲乏无力,纳呆,胸胁苦满等,因此痰湿痹阻、脏腑功能失调是其基本病机;而代谢综合征病因为过食肥甘厚味,素体肥胖,少动或情志失调,病位在肝脾。肝失疏泄,脾失健运,脾不能为胃行其津液,脾不散精,物不归正化则为痰、为湿、为浊,郁热、痰浊、瘀血内蕴是其核心病机。清热利湿健脾是其主要治法。

学生:老师,这位患者采用了茵陈五苓散加减,现代药理学研究本方有哪些作用呢?

老师:茵陈五苓散系张仲景治黄疸(湿重于热型)的经典名方,如《金匮要略》云"黄疸病,茵陈五苓散主之"。针对早期糖尿病偏肥胖患者的中医病机,茵陈五苓散有其独特的疗效。茵陈五苓散由茵陈、猪苓、泽泻、白术、茯苓、桂枝组成,其组方特点主要是清热利湿为主,温化为辅。其中茵陈为清利湿热主药,用量为五苓散的两倍,配合泽泻、猪苓、茯苓利水湿,白术甘温健脾燥湿,桂枝辛温通阳、化气行水,其主要功效为清热利湿健脾。

据现代药理学研究证实,茵陈、泽泻可以抑制外源性脂肪的吸收及内源性脂肪的合成,从而改善肝内脂肪代谢的作用。当代临床研究表明清热利湿法治疗湿热型消渴病有较好的临床疗效。在茵陈五苓散治疗早期 2 型糖尿病患者的研究中证实能降低血脂,降低血清炎症指标,改善胰岛素抵抗,降低血糖,是湿热内蕴证患者的代表方之一。临床上可根据患者的兼症而随症加减,如食欲不振者加山楂 15g,鸡内金 15g;夹瘀者加生蒲黄 10g,丹参 15g;便秘者加大黄(后下)10g,厚朴 15g;湿聚困脾者加苍术 15g,陈皮 10g。

学生:老师,您提到过肥甘厚腻之品容易产生湿热,这位患者就是湿热内蕴证型,现在那么多人喜欢喝酸奶、豆奶、豆浆,糖尿病患者到底能不能喝这些呢?

老师:好的,上述几种我们常吃的食物中,酸奶我认为糖尿病患者是可以喝的,因为酸奶不仅保留了牛奶中的蛋白质、脂肪和碳水化合物等营养成分,还能刺激胃酸分泌,促进人体的新陈代谢,使营养易被吸收,并能降低血脂含量,防止动脉粥样硬化。酸奶是使用有益于人体健康的微生物在牛奶中发酵制成的。这个过程中产生的乳酸能促进人体的消化吸收功能,活性乳酸菌可抑制腐败菌的生长,排出体内残留的毒素。此外,乳酸菌生长所产生的有机酸具有刺激作用,可促进肠道蠕动,有利于通便。但是,酸奶在制作过程中会添加蔗糖作为发酵促进剂,有时还会有各种糖浆调味,所以糖尿病患者只能选用那些用代糖品制作的"无糖酸奶",并要注意用量,不宜太多。同时,不要空腹喝酸奶,饭后2小时饮用较好。

我们再来讲讲豆奶,我的意见是糖尿病患者不宜喝豆奶。因为豆奶含有的糖分比较多。或者可以选择一种无糖豆奶,其主要是用麦芽糖醇、木糖醇代替蔗糖,以降低热量。麦芽糖醇、木糖醇不能被口腔内的链球菌转化成酸,能够防止龋齿,且热量较低,在人体内很难被消化吸收,并且不刺激胰岛素的分泌,不会引起血糖水平的波动。

最后来讲讲喝豆浆的问题。豆浆有"绿色牛乳"之称,营养价值与牛奶相近,为优质植物蛋白。有研究证实,豆制品饮料具有降低血糖作用,适合糖尿病患者食用。豆浆中不含胆固醇与乳糖,而牛奶中含有乳糖,乳糖要在乳糖酶的作用下才能分解被人体吸收,有很多人体内缺乏乳糖酶,会导致喝牛奶发生腹泻。喝豆浆要讲究科学,糖尿病患者若已经合并有糖尿病肾病的,则不宜喝豆浆。因为这些患者肾脏排泄废物的功能很差,而豆浆又是植物蛋白,分解的产物很多,如果肾脏无法全部排泄掉,就会造成血液中尿素氮、肌酐含量增高,加剧肾功能不全。痛风患者也不适合食用豆浆。黄豆磨成浆后,嘌呤含量会比其他豆制品要多出几倍。此外,不要用豆浆冲鸡蛋吃,因为蛋清会与豆浆中的胰蛋白酶结合,不易被人体吸收。

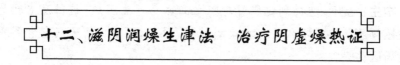

十二、滋阴润燥生津法　治疗阴虚燥热证

【案例回顾】

2005年4月中旬的一天,一位56岁姓李的女患者走进了我的诊室,了解病情后我得知,她患有2型糖尿病已经6年多,再问她是否正规治疗,都在服用哪些药物,她却说她吃药很随意,感觉血糖高了就吃,感觉

血糖不高就不吃。我有点诧异，所以追问她什么时候自己感觉血糖高了呢？她的回答倒是说明了她的症状，当她感觉到口渴喝水增加明显，饭量增多，精神反而疲乏的时候，她就知道自己血糖肯定高了，就临时吃几天药物。既然知道这位患者平时血糖控制不理想，我便让她去复查血糖和尿常规。结果显示：空腹血糖 11.5mmol/L，尿糖(+++)，餐后 2h 血糖 14.5mmol/L。再察其舌脉，舌质红，苔薄黄，脉细数。

这位患者我的辨证为消渴病(阴虚燥热证)，治宜采用滋阴润燥、益气生津，方用自拟"滋阴润燥生津方"化裁。

处方：西洋参 9g，黄芪 15g，山药 20g，天花粉 20g，枸杞 15g，五味子 15g，生地黄 15g，麦冬 15g，熟地黄 15g，黄精 12g，山萸 10g，知母 10g。每日 1 剂，水煎，分 2 次温服，3 周为 1 疗程，并按糖尿病严格控制饮食。

3 周后二诊：患者自诉口渴已轻，多食易饥亦减，唯心中烦乱，睡眠差，精神好转。舌淡苔红，苔薄白，脉弦数。复查空腹血糖降至 6.9mmol/L，餐后 2h 血糖降至 9.8mmol/L，尿糖减少为(+)。处方在初诊基础上加黄连 6g，玉竹 12g，远志 12g，酸枣仁 12g。再服 10 剂。

三诊：患者精神好，面有光泽，舌淡红，苔薄白，脉和缓有力。实验室检查：空腹血糖 5.8mmol/L，餐后 2h 血糖 7.3mmol/L，尿糖(-)，效不更方，再按初诊时所用方续服 10 剂，配以六味地黄丸以善其后，嘱其注意情绪调节，保持乐观心态，多吃粗粮及新鲜蔬菜，劳逸结合，定其复查，必要时结合西医对症治疗。随访 2 年，诸症息平。

【师生问答】

学生：老师，我们知道消渴病的基本病机是阴虚燥热，那具体有哪些原因会引起阴虚燥热呢？

老师：嗯，这个问题属于病因病机中的病因，就阴津亏损而言，燥邪或者酒色劳伤过度，皆可使阴津损耗。对于燥热而言，外感燥邪和内生燥邪均可引起燥热产生。这里我具体讲一下外感燥邪。

外感燥邪是由外感风暑之邪，化热生燥，自然界燥气变化超过人体适应能力所致的津液耗伤，滞涩气机，克肝伤肺为主要致病特点的一种致病因素。

燥邪的产生：一是与相应的季节变化不同步，二是燥气强烈、急骤超过了机体的适应能力,三是尽管燥气循时变化正常,但人的抗防能力降低。燥邪的产生与季节、年份、地域有关,当今地球上冰山融化,全球气温升高这是不争的事实,所以我们要爱护环境,使气候随季而合,以减少不良气候对人体的危害。

燥气在五行中属金,在五行胜复变化中是作为"克"的一方时,以金行的特点为主,为燥之胜气,其性为"凉";当作为被克的一方时,也会同火气交争,为燥之复气,其性"温热";外感燥邪的致病特点一是燥性干涸、易伤津液,二是燥邪上受首先伤肺金,三是燥性肃杀,克伤肝气,四是燥性坚敛,阻滞气机。燥邪传变规律是自口鼻皮毛而入,先侵上焦,波及气分,渐传中焦由气及血,再传下焦,深入累及血分。

其次,内生燥邪的病机的形成关键是阴津亏损不足,机体内环境失衡,脏腑功能虚损,使体内病理产物的积聚,使水液输布出现障碍,造成阴津所伤。

阴津亏损与燥热偏盛,两者互为因果,阴津亏耗是因,燥热偏盛是果,但从标本关系来看,阴津亏是本,燥热炽是标。

学生: 中医书本上说消渴病与肺、脾、肾三脏关系密切,请问老师,您对此有什么见解与看法吗?

老师: 是的,消渴病是与这三个脏腑关系密切,这里比较详细地讲一下肝同情绪这两者与消渴病的关系吧。

《内外伤辨惑论》说:"苟饮食失节,寒温不适,则脾胃乃伤;喜怒忧恐,劳役过度,而损耗元气"。从肝的生理病理来看,肝主疏泄情志,病理上七情内伤,肝首当其中,而情志失调是消渴的重要致病因素,如长期精神刺激,导致气机郁滞,郁而化火,消烁肺胃阴津而发为消渴。《临证指南医案·三消》也提到:"心境愁郁,内心自燃,乃消症大病"。《三消论》中记载:"此五志过极,皆从火化,致令消渴",明确指出七情在致病中的作用,肝郁化火,而致消渴。《临证指南医案·三消》按语中说:"三消一症,虽有上中下之分,其实不越阴亏阳亢,津涸热淫而已",指出消渴是厥阴肝木为病的一个典型特点。肝藏血,濡养全身,若肝血亏虚,上不能润肺金,中不润脾土,下不滋肾导致诸脏失养,阴阳失调,阴不济阳,水火不平,燥热内生而发消渴。

肝藏血,肾藏精,肝肾同源,血虚精亏也是消渴的发病原因,肝内寄相火，生发温煦全身脏腑组织，而肝的生理之火过亢和不足均可致消渴。如果相火衰弱，失于温煦可造成君火不足，产生《黄帝内经》所谓心移寒于肺之肺消；若相火独亢，上逆冲心故产生《黄帝内经》所谓心移热肺之膈消，至于中焦脾胃其运化功能之正常有赖于少阳相火的正常温煦，但相火亢盛，而根据阴阳的性质，相火亢盛产生的后果，就是助胃阳抑脾阴，导致胃的功能过强而脾的功能被遏，胃强则受纳腐熟太过，故见多食、多饮、易饥；脾功能被遏，则饮食精微不能正常转化为机体所用，故虽食而形体消瘦，多尿、尿有甜味。

消渴病患者情绪的调理重在从肝论治，肝为人体气机升降之枢纽，而升降出入异常是消渴的病理基础，《灵枢·五变》说："其心刚，刚则多怒，怒则气上逆，胸中蓄积，血气逆流，转而化热，热则消肌肤故为消瘅"，这也是最早提出情绪与消渴的关系，同时也可推出肝属木，木生火，木、火是制"燥"的根源；木火刑金，故肺受伤，肝火旺则肾阴耗。

随着人们生活水平的不断提高，人口老龄化，生活方式的改变而使人群中患消渴病的人数日益增加。在现代社会中，人们由于工作压力增大，思虑无穷，所愿不遂，心理承受失衡，糖尿病伴抑郁病，忧郁悲观伤肝脾肺，肝属木，木克土故脾（胃）受伤，水谷运化失调，乃致气血乏源，津不能上输于肺，则肺燥；又因肝肾同源，情绪不佳，肝受影响，波及肾，肾损则开阖无度，出现多尿，久则致消渴。

学生：哦，原来肝脏与消渴病是有如此密切的关系啊。针对阴津不足致燥，我们采用滋阴润燥之法，请问老师，这个方法的确立及发展过程有哪些代表人物及方剂呢？

老师：滋阴润燥是中医的治疗方法之一，它的确立源于元代著名医家朱丹溪所倡导的"阳常有余，阴常不足"观点，明清医家叶桂则明确提出"阴亏津涸"的发病观点，治疗以滋阴为主，兼以清热。滋阴养阴法已成为当今治疗消渴（糖尿病）的根本大法，贯穿于始终，消渴伤阴是共性，然对个性上、中、下三消，所伤有异，治疗亦有别。近代国医名师施今墨先生把阴虚燥热看作是消渴病的根本病机，他曾说："吾人所以患消渴病者，盖因火炎于上，阴亏于下，水火不相既济所致，在组方中多用酸甘化阴，生津补液之法，能助阴、润燥除热，疗效显著"。

《古今图书集成·医部全录》共载消渴病91方，其中应用天花粉者

35方,麦冬35方,地黄31方,山药11方,黄连19方,葛根13方。这些记载及朱丹溪的《丹溪心法·消渴》指出"三消皆禁用半夏",并誉天花粉为治疗"消渴神药也",且设立了黄连藕汁饮(黄连末、天花粉、人乳汁、藕汁、生姜汁),清心止渴、养阴生津,充分说明"滋阴、养阴、润燥"之法在消渴病的治疗中所起的作用之重。

宋代著名医家钱乙所著的《小儿药证直诀》中记载"六味地黄汤"其功能是滋补肝肾,用于肝肾阴虚、虚火上炎之证,然本方经现代药理研究表明该方可改善胰岛素抵抗,减轻体内炎性反应,改善脂代谢异常,可用于治疗糖尿病合并高血压肾损害;单味中药如丹参、杜仲、枸杞、党参、卷柏、黄芪、罗汉果等均有降血糖和改善胰岛素抵抗的作用,红参能提高胰岛素敏感性,并能降低餐后血糖;黄芪有一定的降血压血糖的疗效。

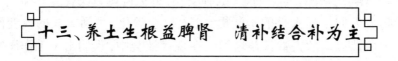

十三、养土生根益脾肾　清补结合补为主

【案例回顾】

2001年3月的一天,一名75岁的农民来看病,他姓王,后来我一直称他为王师傅。他来看病的时候由老伴陪同,说自己得了糖尿病大概已经有十几年。这些年来,一直吃得比别人多,喝得也多,连小便也排得多,但人反而消瘦,还有大便都不怎么通畅。虽然年纪不小了,但确实一天到晚感觉累得很,比同年龄的人都要疲惫,随着年纪一年比一年大了,现在就连走路都觉得困难,生活上得处处依靠老伴来照顾。

考虑这位患者病情控制不理想,我随即让他做了相关检查,查空腹血糖为21.8mmol/L,尿糖(+++),测血压有180/90mmHg。说明该患者糖尿病、高血压的病情较重。

根据这位患者临床症状,运用养土生根法治疗,具体的处方是:

黄芪24g,党参15g,白术12g,茯苓12g,山药30g,鸡内金6g,玄参9g,知母18g,天花粉9g,葛根15g,山茱萸12g,生地黄12g,当归12g,川芎10g,赤芍9g,五味子9g。该方在养土生根基础上,用四君子汤增强了补气力量,用四物汤增加补血成分,因为该患者血压差较大,我们认为是由气血亏虚引起的。

该方汤剂服用 1 个月后，空腹血糖降至 9.6mmol/L，尿糖（＋），血压 160/90mmHg，病情基本得到控制。

停服 1 周后，稍有反复，又继服 1 个月，患者要求停服。之后，虽略有反复，都不严重，用中成药调理，患者生活一直能自理。几年后因多病齐发致胃气衰竭，病终，享年 83 岁。

【师生问答】

学生：老师，这位患者用了一个叫做"养土生根法"的方法治疗糖尿病，为什么会提出这么一个方法呢？

老师："养土生根法"寓意较形象，临床多有报道。糖尿病的表面症状就是消和渴，根本症状就是水谷流失，病位在脾在肾，治法就是"清、补、敛结合，以补为主"，通过清热生津，敛阴生津，补脾气，补肾气，补脾肾之阴，恢复脾土的运化功能，恢复肾水的蒸腾气化功能，养土生根，以达根治消渴之效。

糖尿病是西医学的病名，也就是中医学的消渴。"消"指消耗、消失，进入人体的食物，不被吸收而消失掉；"渴"指口渴咽干，进入人体的水分，不被吸收而排泄掉。消渴指摄入人体的水谷营养物质没有被很好地吸收而轻易流失，因流失过快而需要不断补充，所以造成糖尿病患者的多食、多饮、多尿、形体消瘦现象。

我想说到这里，你们就该问，"养土生根法"中的"土"和"根"具体指什么呢？简单说，"土"和"根"指的是脾和肾。

消渴的原因在于先天禀赋不足、情志失调、饮食不节、劳欲过度。禀赋不足，"五脏皆柔弱"，脾胃肾首当其冲，水谷运化吸收必然不足；饮食失节，长期过食肥甘，醇酒厚味，损伤脾胃，致脾胃运化失职；情志失调过度或劳心竭虑，以致郁久化火，热灼脾胃津液；劳欲过度，肾精亏虚，肾气不足，不能固摄、气化，水分易流失；劳累过度，气血化源不足，营养供应不及，脾胃运化过度，伤及脾胃。先天禀赋不足的根本在肾，肾主生长，情志失调、饮食不节皆可伤及脾胃，劳欲过度会伤及脾肾。所以消渴主要原因在于脾肾的功能失调。脾升胃降，脾主运化，脾虚升清无力，水谷之精营之气不能上输，全身的营养物质无以布散，胃阴不足，胃气过旺，食物易于消耗。脾虚胃旺，食物消耗快，运化输散不及，造成水谷流失，因而形体消瘦，体倦乏力，"善食而瘦"。肾为水脏，肾主二便，肾虚，肾精不足,气化无力,水液精气不能上输;肾虚,肾气不固,水液随小便轻易排出,所以多尿。水液流失过多,必然口渴多饮。

所以消渴的本质就是"水谷流失"。"人活一口气",从中医学的角度看,突出了气对于生命的重要性,气的升降出入,推动了人体的水液、津液和血液的运行,气行则水行,气行则津行,气行则血行。气血精津液运行正常,维持人体正常的气循环、血循环和水循环,维持了人体正常的新陈代谢。摄入人体的水谷混合物经过脾胃的加工,形成一种含有丰富营养的精微物质,实际上这种精微物质就是精气,它以"气雾"状的形态存在。"气雾"的运行先升后降,运行中经过肺、心、肝、肾的吸收加工,成为人体需要的气、血、精、津、液,这些精气源源不断地输送到五脏六腑和全身经络,最后回到肾,肾主水,司二便,肾对流入的水液再过滤和升清降浊,将废浊排出体外。

糖尿病患者由于脾胃虚弱,阴阳失调,脾土运化之"气雾",湿热失调,热气重于湿气,是干燥之气,在升降过程中,影响了脏腑阴阳平衡,热气有余,水气不足,阴不制阳,形成干燥的现象。肾的阴阳失调,导致心肾失交,肾水不能上济于心,水不制火,又会形成干燥的现象。正是因为脾胃肾功能虚弱,气力不足,水谷精微中的含有丰富营养的较湿较重的精气,即营气,得不到运化,水谷精微中营养较少的较热较轻的易升的精气,即卫气,得不到运化,造成大部分水谷精气流失,尤其饱含水分的精气流失,以至于形成消渴。

学生:老师,以上这些,我感觉理解尚未清晰。

老师:上面说的可能有些难理解,打个比喻就容易懂了。

"干燥"和"水谷流失"是消渴的两大特点。由于对消渴的本质认识不深刻,出现了治疗上的不全面。虚则补之,水分缺失,就用增液汤、生脉饮补足。胃气旺,胃热,就用玉女煎清之。看起来很对症,结果无效。我们养殖花卉的时候,常常遇到这种情况,花叶不明原因地逐渐枯萎,越浇水,枯萎越快,这时候,给它换换土或者用点防止烂根的肥料,很快就恢复了生机。人体的枯萎同样与水土(脾肾)相关,植物的根系有病,浇多少水也没用,照常干枯,土壤再肥沃,干茎枝叶运化吸收不够,照常干枯。人体也是一样,仅补液和清热,不能解除口渴,不能解除水谷流失。

学生：老师，这个比喻太形象了。那临证时我们如何"养土生根"呢？针对不同患者的不同情况，怎样调治方案呢？

老师：根据中医理论综合论治的观点，治疗消渴应从多处入手，采用补气、补阴，清热生津，固涩敛津，调阴阳，畅气机的方法：用黄芪、人参补脾肾之气，振奋脾肾之功能；用山药、鸡内金补脾胃之阴；用葛根、天花粉助升营气，调节营卫，调畅气机；用肉苁蓉、枸杞子填肾精，调肾之阴阳；用山茱萸、五味子的酸涩之性收敛津液；用知母、玄参清热生津。通过补脾阴、补脾气促进肌体吸收运化水谷精微，补肾精、补肾气提高肾的固摄和气化能力，重点补足脾肾所需营养物质，振奋脾肾功能，养脾土，长肾根。因为该法不单纯补脾土补肾水，姑且称为"养土生根"法。养土才能生根，根旺则枝叶茂盛，功能则得以恢复，生命便充满活力。

本方法只是提供了治疗消渴的思路和落脚点，在临床运用中还必须根据具体的类型而化裁。先天禀赋不足和房欲过度原因导致消渴，就要着重补肾，肾为先天之本，类似植物的根，要阳中求阴，阴中求阳，调节阴阳平衡，恢复肾功能。劳累过度和饮食不节原因导致消渴，就要着重调节脾胃气机，使脾升胃降正常。情志不舒导致消渴，就要疏肝解郁，和解肝脾，使肝脾和、胆胃和、肠胃和，使中焦气机出入升降正常，后天之本功能正常。其他脏腑病变原因导致的消渴，也要同时调理，及早消除病源。另外还要针对病情轻重、并发症的具体情况而加减。

总之，采用"养土生根"法，多方面入手，采用补气、补阴、清热生津、固涩敛津、调阴阳、畅气机的方法，重点补足脾肾所需营养物质，振奋脾肾功能，养脾土，长肾根，恢复脾肾正常的生理功能，以达到治愈糖尿病的目的。

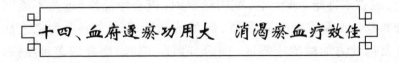

十四、血府逐瘀功用大　消渴瘀血疗效佳

【案例回顾】

一位邱姓的中老年男子前来就诊。据他自我介绍，他现年58岁，于1998年的年底被诊为"2型糖尿病"，曾口服过格列吡嗪、二甲双胍、消渴

丸等药物,血糖一直控制在正常范围之内。但从 2004 年 1 月开始,他在同往常一样检查血糖时,发现血糖时有升高。然后从 2007 年 8 月开始,服用原来的药物但血糖控制不良,只能换成胰岛素,改用诺和灵 30R 注射,每天 18U,复查空腹血糖控制在 4.7~6.0mmol/L。2009 年 7 月,患者血糖再次升高,空腹血糖达 11.3mmol/L,餐后 2 小时血糖 17.8mmol/L。胰岛素用量逐渐增加到每日 45U,空腹血糖仍在 8.7~12.1mmol/L 之间波动。病史可谓一波三折,但疗效却很不理想。

刻诊,患者形体肥胖,常自觉疲劳、不愿多动,小便频多色清,大便干结。查舌脉,舌暗边有瘀斑、舌底络脉色暗怒张,苔白腻,脉细涩。

四诊合参,诊断为消渴病,证属瘀血阻滞、痰湿内停。治拟活血化瘀祛湿。

处方:桃仁 12g,红花 9g,当归 12g,川芎 6g,赤芍 6g,牛膝 9g,苍术10g,柴胡 10g,郁金 9g,枳壳 6g,泽泻 15g,葛根 15g,生姜 10g,大枣 6 枚、甘草 6g。每日 1 剂,水煎,分 2 次服,配合饮食及运动疗法。

1 个月后,复查空腹血糖 6.7mmol/L,餐后 2 小时血糖 10.8mmol/L。嘱其按时口服格列吡嗪、二甲双胍。上方继服 2 个月以巩固疗效。

【师生问答】

学生:老师,这位患者您用的是血府逐瘀汤加减。这首方剂是方剂学重点之一,也是一首活血化瘀的经典方,其具体适用于内科哪些病证?组方药物配伍有什么讲究吗?

老师:嗯,是的。血府逐瘀汤是临床常用的一首经典方剂。由清代王清任创制,用以治疗"胸中血府血瘀"所致诸症。主要治疗胸中血瘀、血瘀不畅所致的胸痛、头痛日久不愈,痛如针刺而有定处,或呃逆不止,或饮水即呛,或干呕,或内热瞀闷,或心悸怔忡,或夜不能眠,或急躁善怒,或舌质紫黯有瘀斑,脉涩或弦紧等诸多瘀血为患之病症。临证常以此方加减治疗痹证、胸痹、喘证、消渴、痛经等多种疾病。运用时抓住主症如头痛、烦躁、瞀闷、舌质黯或有瘀斑、脉多沉弦或涩等瘀血为患的常见症状。据病久入络和久病多瘀之理论,在临床上不拘泥于《医林改错》所述"胸中血府血瘀"之症,凡因瘀血所致诸症均可用之。

　　血府逐瘀汤由桃红四物汤合四逆散加桔梗、牛膝而成。方中桃红四物汤活血化瘀而养血，四逆散行气活血且疏肝，桔梗开肺气载药上行，合枳壳则升降上焦之气而宽胸，尤以牛膝通利血脉引血下行，互相配合使血活气行，瘀化热消而肝郁亦解，气血通达，诸症自愈，具有活血化瘀而不伤血，疏肝解郁而不耗气之优点。

　　学生：那么针对这位患者，老师您运用血府逐瘀汤加减是依据哪些四诊信息呢？

　　老师：嗯，这个问题问在点子上了。本病案发病较缓，病程较长，初起即诊为消渴，服药控制尚可，后期病程迁延，需皮下注射胰岛素，现今大量注射胰岛素，血糖亦不能控制。诊见形体肥胖，乏力，多尿，大便干结，为病程日久，病损及阳，水湿停积，阳虚寒凝而致血瘀。舌暗边有瘀斑、舌底络脉色暗怒张，苔白腻，脉细涩。实为阳虚寒凝，血脉瘀滞所致。方选血府逐瘀汤加苍术、郁金、泽泻、葛根，以健脾利湿、益气通阳。消渴因血脉瘀滞所致阳虚寒凝，活血化瘀以引导阳气，阳气行则邪去，病症自平。

　　学生：本病案患者是用活血化瘀法内服治疗糖尿病，请问老师，中医药外治法也能治疗糖尿病吗？

　　老师：有的。中医药治疗糖尿病，不仅有内服法，外治法的作用也是不容忽视的。例如就有报道运用中药熏洗治疗糖尿病周围神经病变的经验。

　　糖尿病周围神经病变是糖尿病常见的慢性并发症之一，临床上最常累及的周围神经有股神经、坐骨神经、正中神经、桡神经、尺神经、腓肠神经及股外侧皮神经等。早期以感觉障碍为主，临床呈对称性疼痛和感觉异常，下肢较上肢多见，感觉异常有麻木、蚁行感、虫爬感、发热、触电样感觉，疼痛呈刺痛、灼痛、钻凿痛，严重者可出现下肢关节病及溃疡。西医学治疗糖尿病周围神经病变至今尚无特异性病因治疗，常辅以神经营养药如 B 族维生素、维生素 C、烟酸等；对症处理如用卡马西平、布洛芬等，以缓解肢体、关节疼痛，但均未能使症状消除。运用中药熏洗的方法主要是治疗周围神经病变，而控制血糖是治疗的前提。对患有糖尿病周围神经病变的患者，早期运用此法效果更佳。

用本方药熏洗按摩促进血液循环,增加神经传导速度,改善毛细血管通透性,营养某一病变神经组织,从而使症状减轻至消失。具体治疗方法如下:

药物组成:黄芪30g,当归20g,白芍20g,红花15g,牛膝15g,鸡血藤25g,桂枝15g,木瓜15g,威灵仙25g,独活20g,伸筋草25g,桑寄生20g。

使用方法:将诸药放入容器中(最好用陶器)加水至淹没并浸泡20分钟,武火煎沸20分钟,滤取药液3 000ml以上倒入盆中。开始先将患肢在盆上熏至温度适宜,尔后浸泡,并将柔软的布块或口罩浸湿,反复地、自上而下地依次擦洗按摩。浸泡时间30~60分钟,视患者的耐受力而定。药液放凉后可重复加温,每日2次,7日为1疗程,每剂药可用2日。

学生:原来中药熏洗能取得这么好的疗效,真是让我们对中医药有了更深入的认识。老师能举个具体的案例吗?

老师:好的。

例如一位张姓女患者,60岁左右,患糖尿病8年余。3年前出现双下肢麻木、瘙痒,有蚁行感,继之出现踝关节肿痛,行走不利,痛呈刺痛似针刺感,伴四肢酸软无力,口干欲饮,自觉发热以夜间为甚。先后服过消渴丸、格列吡嗪,血糖控制在8~9.5mmol/L之间。还服过维生素 B_1 片,反复注射过 B_1 注射液。关节痛甚时服布洛芬,但上述症状未见明显改善。于2001年4月15日就诊。体征:跟腱反射减弱,痛、温、触觉减弱,下肢震动觉消失。实验室检查:空腹血糖9.2mmol/L。诊断为"2型糖尿病并周围神经病变"。经采用中药熏洗法2个疗程治疗,上述症状缓解至消失,3个月未复发。后患者到外地旅游并在老家居住3个月余后又诉双下肢有麻木感,皮肤瘙痒。继用中药熏洗2个疗程,上述症状完全消失,半年未复发。

学生:谢谢老师给我们讲了中药熏洗知识并举例,那如果不用中药材,有没有更加简便的自疗方法呢?

老师:嗯,有一些简便易行的方法。

1. **按摩器**　糖尿病患者可以使用一些按摩器,循经络拍打按摩,促进血液循环。

2. **打坐** 这个方法可以调治末梢神经痛。就像打坐姿势那样把腿压麻，再把腿放开，从每次坚持 10 分钟开始，逐渐增加到 30 分钟，可以改善末梢神经疼痛，改善皮肤四肢的血液循环，减轻神经病变的症状，对促进整个下肢血液循环非常有好处。

3. **拍手、拍腿** 拍手要有节奏、有声音、有一定力度。拍脚、拍腿、拍胳膊，能促进循环。拍完上肢拍下肢，下肢的重点部位是足趾，平时可以多活动脚趾，前、后、左、右多动动。

4. **蒸桑拿** 在高温环境下可以使皮肤毛细血管得到扩张，有利于排掉身体内的各种毒素、垃圾，亦有利于疾病的消除。同时，由于身体反复冷热干蒸、冲洗，血管得到不断收缩与扩张，运动生理学上称之为"血管体操"，它能达到增强血管弹性，预防血管硬化的效果。桑拿能够加快血液循环，使全身各部位肌肉得到完全放松，达到消除疲劳、恢复体力、焕发精神的目的。同时，蒸桑拿对治疗风湿、关节炎、腰背痛、哮喘、支气管炎、神经衰弱等均有一定疗效。但此法对于体质较弱、不适应高温潮热环境、容易缺氧的人群，例如老年人、儿童、经期妇女等要慎用。

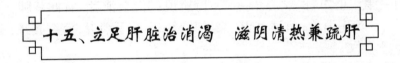

十五、立足肝脏治消渴　滋阴清热兼疏肝

【案例回顾】

本例是一位 42 岁的中年妇女，姓李，自诉患"2 型糖尿病"已经有 2 年了。问她当时是怎么发现自己身体不对劲去看医生的，她说自己 2 年前不知怎么地嘴巴很干，老是想喝水，喝水量也明显增多，但一开始没有特别重视，随后这种情况不但没有好转，反而更加厉害了。并且家人开始抱怨她脾气越来越暴躁，老是动不动就生气吵闹，她说其实她自己也控制不了，发过脾气后她自己也时常后悔。她还说了一个症状，那就是嘴巴里面一天到晚都是苦苦的，像含了黄连似的苦。又问她是怎么治疗的，她说害怕吃降糖药，一直没有正规治疗，但是多次查空腹血糖均超出 7.5mmol/L。再询问有无家族史，患者说她父母都有"2 型糖尿病"。

考虑患者平时血糖控制不理想，还是给她查了血糖，空腹血糖为8.7mmol/L，餐后2h血糖13.4mmol/L。

刻诊：患者口干、口苦，饮水量多，急躁易怒，纳食可，睡眠欠佳，尿频量多，大便可，舌红苔少，脉弦细数。

中医诊断为消渴病，证属阴虚肝热，治宜滋阴清热、疏肝解郁。

处方：枸杞子15g，女贞子15g，菟丝子20g，栀子12g，丹皮10g，柴胡10g，薄荷(后下)10g，当归15g，白芍10g，白术10g，茯苓15g，黄连10g，麦冬12g，香附12g，郁金15g，酸枣仁30g。7剂，日服1剂，水煎，分2次温服。

【师生问答】

学生：老师，这个案例是独辟蹊径，从肝脏角度辨治糖尿病，您能讲讲其中的缘由吗？

老师：好的。这要从病因病机与治疗原则入手。

糖尿病属中医学"消渴"范畴，其病因病机复杂。一般认为，禀赋不足、饮食失节、情志失调、劳欲过度等原因均可导致消渴，病变主要累及肺、胃、肾三脏，与其他脏腑亦息息相关，其病机主要为阴津亏损，燥热偏胜，而以阴虚为本，燥热为标，两者互为因果。治疗大法为清热润燥，养阴生津。正如《医学心悟·三消》所说："治上消者，宜润其肺，兼清其胃……治中消者，宜清其胃，兼滋其肾……治下消者，宜滋其肾，兼补其肺。"

我们认为在本病发生、发展、演变的所有环节中，肝木失调至关重要。如禀赋不足、劳欲过度会导致肾精亏损，肾水不足以滋养肝木，致使肝热内生，肝之虚热又能暗损肝肾之阴液；情志失调多会引起肝郁，郁久化热化火，火热上灼肺金损伤肺阴；饮食失节，恣食肥甘厚腻损伤脾胃，导致中焦气机不畅，从而逆向阻滞肝气之疏泄，形成土壅木郁之态，中焦精气不得转输，徒耗脾精，而导致脾阴亏虚。凡此种种，无论是阴虚导致的肝热，情志不畅导致的肝火，还是饮食失节导致的肝郁，最终都会伤及三焦之阴液，形成阴虚燥热之证，发为消渴。因此，在总结前人经验的基础上结合临诊经验，以消渴病"阴液亏虚、肝郁气热"这一病机，简称为"阴虚肝热"，其治疗原则应为"滋阴清热，疏肝解郁"。

学生：老师，原来肝脏在糖尿病的病因病机中也如此重要，有了病因病机与治疗原则,那临证用药方面有哪些特色?

老师:嗯,那就再具体讲一下处方用药的问题。

在消渴病"阴虚肝热"病机和"滋阴清热、疏肝解郁"治疗原则指导下,可采用"三子丹栀逍遥散"加减治疗消渴病(阴虚肝热),方由枸杞子、女贞子、菟丝子、栀子、丹皮、柴胡、薄荷、白术、茯苓、白芍、当归、黄连等药物组成。

方中枸杞子、女贞子、白芍、当归滋养肝肾之阴,以涵养肝木;丹皮、栀子、黄连清心肝之火,现代药理研究证明黄连所含的黄连生物碱具有良好的降糖作用;柴胡、薄荷疏肝解郁,此二药轻清透散,性微寒凉,善于透散肝脏郁热,薄荷归肺经能透达肺热,肺热散则金气自能下降以制肝木,是为佐金平木之法;《金匮要略》说"见肝之病,知肝传脾,当先实脾",故以白术、茯苓健脾益胃,培土御木,又防止黄连等苦寒之药伤脾败胃;而菟丝子一味实为妙用,一则,菟丝子辛甘平而偏补阳,配伍于大队养阴药中以阳中求阴;二则,《本草经疏》言"五味之中,惟辛通四气,复兼四味,《经》说肾苦燥,急食辛以润之,菟丝子之属是也……"故以菟丝子治肾之燥。全方立足于肝木,谨遵虚则补其母、实则泻其子的原则,综合运用滋水涵木、佐金平木、抑木扶土等治疗大法,以肝脏为中心,通过滋阴清热、疏肝解郁来达到调和五脏之间的阴阳平衡关系,从根本上解决消渴病的阴虚燥热问题。

以口干饮水等上消症状为主者,加太子参、麦冬、五味子、天花粉等,养阴益气、生津止渴;以多食易饥、口渴、大便干燥等中消症状为主者,加增液汤(生地黄、玄参、麦冬),以清胃生津、润肠通便;以尿频量多等下消症状为主者,加山药、桑椹、益智仁等固肾缩尿;气阴亏虚而见多饮、多食与便溏并见者,酌减苦寒之黄连、栀子,加用黄芪、山药、麦冬、白术、玄参等益气养阴;肝郁重者,加香附、郁金以疏肝理气;兼见血瘀者,加丹参、红花以活血化瘀;夜不寐者,加合欢皮、酸枣仁以安神。该方配伍精当,切合"阴虚肝热"病机及"滋阴清热、疏肝解郁"治则,故临床治疗消渴能够取得良好效果。

学生:老师,这位患者在初诊服药的疗效,后续治疗又是怎样的呢?

老师:好。这位患者的治疗效果还是不错的,我们来看。

二诊：口苦好转，饮水量较前减少，小便频多亦好转，仍口干，睡眠差，舌红苔少，脉弦细数。复查空腹血糖 7.8mmol/L，餐后 2h 血糖 10.9mmol/L。前方已见成效，原方加生地黄 12g，桑椹 20g，天花粉 15g，继续服 7 剂。

三诊：口苦口干明显减轻，饮水及小便基本恢复正常，睡眠有所好转，精神转振，舌红苔薄白，脉弦细。查空腹血糖降至 6.1mmol/L，餐后 2h 血糖降至 8.0mmol/L。前方去香附、郁金、天花粉，7 剂。后以上方随症略作加减巩固治疗半年，症状明显好转，多次复查血糖稳定。

学生：老师，您的观点是从肝脏"阴液亏虚、肝郁气热"角度论治糖尿病，其他临床中医学者有从肝脏相关不同角度治疗辨治糖尿病的吗？

老师：嗯，我的观点也是从文献中借鉴的，比如江苏省江阴市中医院的江武就发表过题为《消渴从肝论治刍议》的文章。他从肝脏相关 6 个证型入手，辨治糖尿病：肝气郁结证，方选逍遥散加减；肝经实热证，方选滋水清肝饮加减；肝血瘀滞证，方选血府逐瘀汤加减；肝血不足证，方选归脾汤加减；肝阴亏虚证，方选一贯煎加减；阴阳两虚证，方选金匮肾气丸加减。这些经验也是值得我们学习的，在临床实际应用时也可作参考。

学生：老师，咱们学习方剂学，除了百十首的经典常用方剂必须熟记外，还有许多方子需要熟悉，确实费脑子啊，有些还要自己编方歌记组方呢。

老师：是的，背诵记忆方歌是必须过的一关，确实要下功夫，有些方剂你也可以根据自己的情况编趣味方歌进行巧记。我打个比方，但不是方歌，如清代的陈修园在他的《医学三字经》中编了一首《消渴三字经》，就读起来朗朗上口。

> 消渴症，津液干，七味饮，一服安；
>
> 金匮法，别三般，二阳病，治多端；
>
> 少阴病，肾气寒，厥阴病，乌梅丸；
>
> 变通妙，燥热餐。

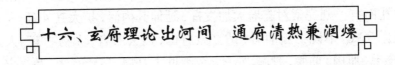

十六、玄府理论出河间　通府清热兼润燥

【案例回顾】

我记得前些日子曾有一位姓孟的中年男子来我这里看过病，他大概在 55 岁左右，查阅病案记录，知其大约在 10 年前被确诊"2 型糖尿病"，先是口服过西药，但是效果差，血糖降不下来，随后改用胰岛素治疗，每日用量增至 50U，血糖仍居高不下，来诊时见其形体肥胖，自述口苦、口干，乏力，精神疲软，小便频多，大便干结。查舌脉，舌质红苔黄腻，脉弦滑。

此次辨证是消渴病（湿热内蕴、胃肠燥热证）。

处方：生石膏 30g，知母 15g，苍术 15g，大黄 10g，黄连 10g，佩兰 10g，半夏 12g，甘草 6g，粳米 10g。每日 1 剂，水煎服，分 2 次服用。

上方加减，服药 1 个月后复查，空腹及餐后 2h 血糖均正常，胰岛素用量减至 30U。

【师生问答】

学生：这位患者治疗效果也是不错的，从用药上我们能看出您是用了白虎汤加减，老师您能谈谈具体的治疗思路？

老师：好的，这个病例治疗的理论依据是根据刘完素的玄府理论，我们认为消渴病可归结为玄府病变，胰腺内玄府郁闭，燥热内结为基本病机，治疗以开通玄府，清热润燥为原则，鉴于此，本案例以《伤寒论》白虎加苍术汤为基本方，随证化裁，取得较好疗效。

学生：老师，我还是第一次听说"玄府理论"呢，请您跟我们解释一下吗？

老师：好的，那我得先介绍一下玄府的概念。

玄府一词最早见于《黄帝内经》，如《素问·水热穴论篇》中记载："所谓玄府者，汗空也"。张介宾《类经》中注释："汗属水，水色玄，汗之所居，故说玄府，从空而也，故说汗空，然汗由气化，出乎玄微，是亦玄府之义"。

在古汉语里"空"和"孔"是通用的,"汗空"即汗孔。可见,"玄府"本指汗孔而言。刘完素对玄府大加发挥,延伸其内涵,扩大其外延。《素问玄机原病式》中说:"玄府者,谓玄微府也,然玄府者,无物不有,人之脏腑、皮毛、肌肉、筋膜、骨髓、爪牙,至于世之万物,尽皆有之,乃气出入升降之道路门户也,人之眼、耳、鼻、舌、身、意、神、识能为用者,皆升降出入之通利也,有所闭塞,不能为用也"。我们归纳刘完素所论,玄府有三层含义:①普遍存在性:内至脏腑,外至四肢百骸,人体七窍均有玄府,甚至各种生物体内亦不例外。②形态微观性:既然客观存在,又非肉眼所能窥见,说明限于当时的科学技术水平,其结构细微,微观难辨。③功能畅通性:刘完素认为玄府是"精神、荣卫、血气、津液出入流行之纹理",气血津液等物质在体内的输布及代谢运动有赖玄府的畅通无阻,才能保证人体正常的生理活动。因此,玄府贵开通,忌闭阖。

《说文》说:"玄,幽远也,黑而有赤色者为玄,象幽而入覆之也"。"府,文书藏也","府,聚也",说明"玄府"意指幽远难窥,神妙莫测的一种结构或聚集场所。结合上述分析,我们认为,玄府有广义、狭义之别,狭义者即《黄帝内经》所言之汗孔;广义者,指广泛分布于人体组织器官中的细微结构或通道。显然,刘完素本义是指后者。至于"气液"一词,在《素问》中未见,杨上善的《黄帝内经太素·藏府气液》一篇,根据其内容,气液应涵盖气血、精气、津液等营养物质,刘完素创造性地将玄府与气液联系在一起,认为玄府为人体"气液出行之腠道纹理",玄府通畅,则气血津液等在人体宣行无阻,脏腑、经络、四肢、肌肉、骨髓、皮毛、爪甲皆得其滋养而发挥正常生理功能,这种生理过程即"气液宣通"。

学生:噢,原来玄府是这么回事,那么这个玄府有什么生理病理的特点?

老师:玄府的生理特性是有开有阖,开阖有度,贵开通,忌闭阖,主要生理功能刘完素将其归纳为"气液宣通",具体来说即玄府为气机升降出入的门户、津液运行的通道。气的升降出入,是人体生命活动的根本,"非气不足以长养万物,由是气化则物生,气变则物易,气甚则物壮,气弱则物衰,气正则物和,气乱即物病,气绝即物死",故《素问·六微旨大论》中说:"非出入,则无以生长壮老已,非升降,则无以生长化收藏。是以升降出入,无器不有"。刘完素受《黄帝内经》的启发,通过逻辑思维推测到升降出入必有一至微至细的结构存在,作为实现其功能的平台,从刘完素认为这种超微结构即是玄府,正是通过玄府作为升降出入的通道,完成了人体的新陈代谢,保证了生命活动的正常进行。津液的生成、输布和排泄,全赖气的升降出入运动和气的气化、温煦推动和固摄作用,气化场所亦即津液运行的通道。故《医略十三篇》中有"玄府者,所以出津液也"之说。

至于玄府病理,刘完素认为,玄府闭塞,诸病由作,"有所闭塞者,不能为用也。目无所见,耳无所闻,鼻不闻臭,舌不知味,筋痿骨痹,齿腐,毛发堕落,皮肤不仁,肠不能渗泄",其在《素问玄机原病式》中列举了由玄府郁闭导致的病种二十余种,涉及消化、呼吸、泌尿、内分泌、神经、五官科等,说明玄府郁闭是具有普遍意义的病机学概念,遗憾的是自金元以降,该理论未能全面继承和发展,迨至近现代,也仅在眼科学中发扬光大,其他各科鲜有述及。

学生:原来是这样,那针对玄府之病,有哪些治则治法及用药呢?

老师:对于玄府郁闭的治疗,有资料表明:刘完素主张开发郁结,宣通气液,"所谓结者,怫郁而气液不能宣通也","以辛散结","令郁结开通,气液宣行",刘完素明确提出辛味药可开发玄府郁结。《素问·藏气法时论》云"肾苦燥,急食辛以润之,开腠理,致津液,通气也",《珍珠囊》言"辛主散……辛能散结润燥,致津液,通气",现代研究也表明,辛味药能发表、散结、行气、活血、开窍、布津润燥,刘完素辛味药的应用为我们提供了理论依据。具体到病证治疗,刘完素主张辛苦寒合用,"若以辛苦寒药,按法治之,使微者甚者皆得郁结开通,湿去燥除,热散气和而愈,无不中其病而免加其害","盖辛热能发散开通郁结,苦能燥湿,寒能胜热,使气宣平而已",对热病治疗,区别表证、里证及表里同病,采用不同的方药,表热服石膏、知母、甘草、滑石、淡豆豉之类寒药;热在半表半里,服小柴胡汤、大柴胡汤;里热甚可用下法,予小承气汤、调胃承气汤及大承气汤,突破了《伤寒论》中先表后里的成规。值得一提的是对表热证的治疗,刘完素提出了寒凉药亦可发汗解表、开郁散结,确有独到之处,如"一切怫热郁结者,不必止以辛甘热药能开发也,如石膏、滑石、甘草、葱豉之类寒药,皆能开发郁结,以其本热,故得寒则散也"。正如王好古在《此事难知》说过:刘完素用药务在推陈致新,不使少有怫郁,正造化新新不停之义,医而不知也,是无术也。

学生: 本案例是运用玄府理论治疗糖尿病的,请问老师,从玄府理论的角度治疗糖尿病的具体思路是怎样产生的?

老师: 这个问题,既然玄府在人体普遍存在,其功能一旦失调,必然产生广泛的病理变化,从而使玄府气液理论对现代临床各科均有重要的指导价值。

历代治疗消渴病多从阴热燥热立论,滋阴清热润燥为治疗大法,用药以甘寒养阴为主,其降糖效果不能尽如人意,寻求消渴病新的理论依据和防治措施,提高治疗效果,十分必要。故刘完素在《三消论》中指出"三焦、肠胃之腠理,怫郁结滞,致密壅塞,而水液不能渗泄,浸润于外,荣养百骸,故肠胃之外燥热太甚,虽复多饮于中,终不能浸润于外,故渴不止,小便多出","燥热一也,但有微甚耳",可见,消渴病是由于玄府郁结闭塞,水液不能布散,燥热太甚所致,其治疗遵《素问·藏气法时论》"辛以润之,开腠理,致津液,通气也",刘完素治消渴以辛散结,开通玄府,布达津液,完全有别于常规疗法。在性味配伍上,仍宗辛苦寒法,分析其所设猪肚丸、葛根丸、人参白术散、蜜煎生姜汤可见一斑,方中黄连、大黄、栀子为苦寒,石膏、滑石、葛根为辛味兼寒,生姜、肉桂、藿香为辛味兼温,以辛味药为主,辛开苦降,寒温并用,为我们治疗消渴病提供借鉴和用药思路。

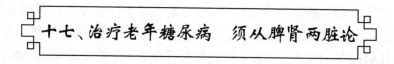

十七、治疗老年糖尿病 须从脾肾两脏论

【案例回顾】

吴姓男子,65岁,前来就诊。我见他形体消瘦,精神不振的模样,心中猜测这很可能也是位"糖友"。果真,他半年前被诊为"2型糖尿病",常服格列齐特、二甲双胍等药物,但是血糖控制却不够理想,平时有多饮、多食易饥、多尿的症状,服药后这些症状改善均不明显,于是经朋友介绍到我处门诊,要求服用中药治疗。

仔细询问患者,除了多饮、多食易饥、多尿、消瘦之外,尚有倦怠乏力,腰膝酸软,大便也常溏薄不成形。察舌脉,舌边有齿痕,苔薄白,脉细缓。查空腹血糖为 11.0mmol/L。

中医诊断为消渴病(脾肾气阴两伤证)。

处方:熟地黄 12g,生地黄 12g,怀山药 30g,黄芪 45g,山萸肉 15g,泽泻 10g,茯苓 15g,丹皮 10g,玉米须 30g,仙鹤草 30g。每日 2 剂,分 2 次温服,并嘱患者坚持糖尿病饮食。

二诊:服药 1 周后,患者自觉胃脘饱胀,纳食减少,无易饥感,且体力渐增,大便较前改善。效不更方,予原方续服 1 周。

三诊:服药 2 周后,症状基本消失,空腹血糖降至 7.1mmol/L,再服药 2 周(改为每日 1 剂),空腹血糖稳定在 5.6mmol/L 左右,后以原方出入继服巩固之,嘱注意饮食起居,追踪 3 个月,血糖在正常范围。

【师生问答】

学生:老师,我观察到这位患者年过六旬,且处方以六味地黄丸加减,是不是考虑患者老年肾虚的因素呢?

老师:你观察得很仔细,我确实考虑了这个方面的因素。

肾为先天之本,主藏精而寓元阴元阳,肾阴亏虚则虚火内生,上燔心肺则多饮;中灼脾胃则消谷;肾阴亏虚,水不涵木,疏泄过度,故小便量多。陈士铎在《石室秘录》曾指出:"消渴之证,虽分上、中、下,而肾虚以致渴则无不同。故治消渴之法,以治肾为主,不必问其上、中、下三消也。"可见,消渴病以肾气阴两虚为本。《素问·阴阳应象大论》中说:"年四十而阴气自半也",阴气即肾气,含肾阴、肾阳。中老年消渴患者,肾虚真水不足是三消之本,水亏命门火衰乃下消之因。脾为后天之本,主运化,为胃行其津液,脾阴不足,胃热亢盛,则多食多饮,脾气虚,不能摄水谷精微,则小便味甘,水谷精微不能濡养肌肉,故形体消瘦,说明脾气阴亏虚与消渴病发病密切相关。因此,滋阴益肾、健脾益气为治疗本病的关键所在,而六味地黄丸其立法以肾、肝、脾三阴并补,在此基础上加强益气之功,则能符合临床治疗的要求。

学生:老师,我明白了治疗关键在于滋阴益肾、健脾益气,所以用了六味地黄丸加减。我还想请老师谈谈基本方及临证用药加减的问题。

老师:好的。此为自拟的基本方:熟地黄 12g,生地黄 12g,怀山药

30g，黄芪 45g，山萸肉 15g，泽泻 10g，茯苓 15g，丹皮 10g，玉米须 30g，仙鹤草 30g。

本方的熟地黄、生地黄滋肾阴，益精髓；山萸肉酸温，滋肾益肝；山药、黄芪健脾益气，用量宜大，有气复津还之意，共成三阴并补以补肾治本之功，亦即王冰所谓"壮水之主以制阳光"之义；茯苓、泽泻健脾利水，丹皮消虚热，虽然补泻并用，但以补为主。现代药理研究证实，生地黄配熟地黄，山药配黄芪有明显降血糖作用，且山药能抑制胃排空运动及肠管推进运动，能增强小肠吸收功能，抑制血清淀粉酶的分泌，而仙鹤草、玉米须有降血糖作用。

至于临证加减，消谷善饥明显者，可加生石膏、玉竹；口渴多饮明显者，酌增沙参、天花粉；气短自汗，加太子参；小便清长，加用桑螵蛸、巴戟天、肉桂；尿混浊如脂膏，盗汗者，酌用知母、黄柏；头晕头胀者，用钩藤、白芍、牛膝；胸闷心悸者，加丹参、石菖蒲、郁金；形体肥胖者，加佩兰、荷叶；视物模糊者，加谷精草、青葙子；瘀血重者，加用桃仁、红花、水蛭。

肾宜闭藏而不宜耗散。我们认为肾精不可泄，肾火不可伐，犹如木之根、水之源。木根不可断，水源不可竭。灌其报则枝叶茂，澄其源则流自清。同时，对于消渴病的治疗，除服用药物外，还应配合饮食疗法，以提高疗效。可嘱患者用猪胰 2 条，怀山药 30g，清水适量煎后饮汤食渣，或者用南瓜、洋葱、慈菇、黄豆、薏苡仁等适量作菜，多食代饭，对消除糖尿病症状，降低血糖有一定帮助。在治疗期间或治愈之后，都必须保持心情舒畅，节制房事，注意饮食，这对提高与巩固疗效也是很重要的。

第二部分　糖尿病并发症

糖尿病并发症有急性与慢性的区别。急性并发症主要包括糖尿病酮症酸中毒、高渗性高血糖状态、乳酸性酸中毒等。慢性并发症包括糖尿病心血管并发症、糖尿病性脑血管病、糖尿病神经病变、糖尿病视网膜病变、糖尿病肾病、糖尿病足等。

约30%的1型糖尿病和20%~50%的2型糖尿病患者发生糖尿病肾病。本病已是糖尿病常见的慢性并发症之一。临床一般将糖尿病肾病分为5期：第Ⅰ、Ⅱ期为临床前期，第Ⅲ、Ⅳ、Ⅴ期为临床诊断期。

糖尿病足指糖尿病患者由于合并神经病变及不同程度的血管病变而导致下肢感染、溃疡形成和/或深部组织的损伤。全球约15%的糖尿病患者中在其生活的某一时间发生过足溃疡或坏疽，糖尿病足造成的截肢是非糖尿病患者的15倍。

第三章　糖尿病肾病

糖尿病是由不同原因与发病机制引起体内胰岛素绝对或相对不足，以致糖、蛋白质和脂肪代谢障碍，而以慢性高血糖为主要临床表现的全身性疾病。糖尿病可由不同途径损害肾脏，这些损害可以累及肾脏所有的结构，从肾小球、肾血管直到肾间质。可以有不同的病理改变和临床意义，包括与糖尿病代谢异常有关的肾小球硬化症、小动脉性肾硬化，以及感染性的肾盂肾炎和肾乳头坏死。但其中只有肾小球硬化症与糖尿病有直接关系,故称"糖尿病肾病",即糖尿病性肾小球硬化症,是糖尿病全身微血管合并症之一。糖尿病肾病属中医的"消渴""水肿""虚劳"等范畴。

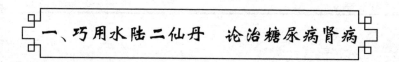

一、巧用水陆二仙丹 论治糖尿病肾病

【案例回顾】

一位患有 2 型糖尿病 8 年余的患者,年龄 49 岁。8 年多前因为常感疲惫、口干口渴,去当地医院看病,确诊为"2 型糖尿病",此次就诊是因为 1 个月之前逐渐出现了双下肢肿。

详细四诊后,了解到患者现仍疲乏无力,伴有腰膝酸软,下肢水肿,食欲差,大便干结。察舌脉,舌质淡黯苔白腻,脉沉滑。实验室检查:糖化血红蛋白 7.2%,空腹血糖 8.3mmol/L,肌酐 123μmol/L,尿蛋白(+++),24 小时尿蛋白定量 3.2g。

西医诊断:2 型糖尿病、糖尿病肾病。

中医诊断:消渴肾病。

辨证:消渴日久,脾肾两虚,湿瘀互阻,浊毒内停。治以健脾固肾,行气活血利水。

处方:金樱子 30g,芡实 30g,沙苑子 20g,川芎 15g,火麻仁 30g,山茱萸 18g,泽泻 10g,怀山药 30g,茯苓 10g,枳实 10g,丹参 30g,益母草 30g,柴胡 9g。10 剂,水煎服,每日 3 次,每次 100ml 温服。并嘱患者严格糖尿病低盐优质限量蛋白饮食,同时继续予以诺和锐 30U 早、晚皮下注射控制血糖。

二诊:患者服药 10 剂后,精神好转,双下肢水肿明显减轻,大便较前顺畅。复查尿蛋白(++),24 小时尿蛋白定量 2.3g,肌酐 102μmol/L。上方去火麻仁,余同前继续服用巩固疗效。

【师生问答】

学生:老师,请问糖尿病的慢性并发症有哪些呢?

老师：糖尿病慢性并发症主要有：①糖尿病视网膜病变：要了解有无视力下降以及下降的程度和时间，是否检查过眼底或眼底荧光造影，是否接受过视网膜光凝治疗。②糖尿病性肾病：注意有无浮肿、尿中泡沫增多或者蛋白尿。③糖尿病神经病变：可能出现四肢皮肤感觉异常，麻木、针刺、蚁走感；足底踩棉花感，腹泻和便秘交替，尿潴留，半身出汗或时有大汗，性功能障碍。④感染：例如反复的皮肤感染，如疖、痈，经久不愈的小腿和足部溃疡；反复发生的泌尿系感染；发展迅速的肺结核；女性外阴瘙痒。⑤糖尿病足。

学生：老师，本病例以脾肾气虚为主，标实表现有哪些？

老师：本病例以脾肾气虚为主，标实表现为湿浊、痰浊、气滞、瘀血。因为脾主运化和输布水谷精微，具有统摄、主肌肉、升清降浊等作用，为气血生化之源。若脾虚则运化失司，容易导致水湿下行，常见下肢肿胀。再则肾者，主蛰，封藏之本，精之处也。脾气不能收涩导精入肾，精微下泄，尿检验则可见尿蛋白。

学生：老师，处方用了水陆二仙丹加减，为什么采用这个方剂加以加减？

老师：本病例方以水陆二仙丹为主要药物，即金樱子和芡实，出自宋代《洪氏集验方》，方名水陆二仙丹。金樱子，《本草备要》说："固精秘气，治梦泄遗精，泄痢便数"。芡实，《本草纲目》说："止渴益肾，治小便失禁，遗精，白浊，带下"。金樱子味酸、涩，性平，归肾、膀胱、大肠经，功能固精缩尿，涩肠止泻。芡实味甘、涩，性平，归脾、肾经，可以补脾去湿，益肾固精。从性味看，金樱子酸涩，芡实甘涩，两者相合，酸以收之，甘以缓之，酸甘化阴，养阴收涩，有益肾滋阴，收敛固摄之功。现代研究表明：金樱子、芡实中含有丰富的多糖，药理研究发现多糖具有降血脂、降血糖、抗氧化、抗癌、增强机体免疫力等功能。芡实通过提高抗氧化作用，减轻肾脏氧化损伤，降低蛋白尿。而金樱子醇提取物可降低模型肾炎大鼠尿蛋白、血肌酐和尿素氮水平，升高血清总蛋白含量，减轻肾小球病变，并改善肾脏功能。

处方中又以金樱子、芡实健脾固肾、涩精止遗；沙苑子、山茱萸强补肾固精，辅以主药增强补肾之功；脾土旺则能克制肾水，用茯苓、怀山药甘淡利湿补气健脾，使脾胃运化功能正常，则水津四布，五经并行；再佐以益母草、泽泻、川芎以行气利水消肿；气为血之帅，气虚则无以推动血液运行而致瘀，佐以柴胡打通细微管道，川芎、丹参活血化瘀，使瘀血得除，水道得通。火麻仁润肠通便，荡涤肠腑；诸药合用，直达病所而见效。

学生：老师，水陆二仙丹加减治疗后，症状缓解，如用胰岛素的可否停用？因为长期使用胰岛素，确实成为了部分糖尿病患者的心理负担。

老师：自患者服用药物，三诊后自诉乏力症状明显缓解，双下肢浮肿消退，二便转正常。因患者病程长，已用口服药物及胰岛素控制血糖数年，胰岛功能明显衰退，目前仍需要持续胰岛素皮下注射控制血糖。患者因饮食习惯及药物的因素长期影响，对肾脏已经造成实质性的伤害，我们目前能做的就是尽量延缓疾病的进程。对于部分糖尿病患者需要长期使用胰岛素的问题，这就需要我们医生进行正确的宣教工作，解除患者不必要的担忧，正规治疗，控制疾病的进一步发展。

学生：老师，那么对于在此阶段的糖尿病肾病患者，在平时的饮食方面有什么需要注意的？

老师：在治疗糖尿病肾病，首先要弄清糖尿病肾病的分期，依据糖尿病肾病的病程和病理生理演变过程，有学者建议把糖尿病肾病分为以下五期。

1. 肾小球高滤过和肾脏肥大期

这种初期改变与高血糖水平一致，血糖控制后可以得到部分缓解。本期没有病理组织学损伤。

2. 正常白蛋白尿期

肾小球滤过率（GFR）高出正常水平。肾脏病理表现为基底膜（GBM）增厚，系膜区基质增多，运动后尿白蛋白排出率（UAE）升高（$> 20\mu g/min$），休息后恢复正常。如果在这一期能良好的控制血糖，患者可以长期稳定处于该期。

3. 早期糖尿病肾病期

又称"持续微量白蛋白尿期"。GFR 开始下降到正常。肾脏病理出现肾小球结节样病变和小动脉玻璃样变。UAE 持续升高至 $20\sim200\mu g/min$ 从而出现微量白蛋白尿。本期患者血压升高。经血管紧张素转换酶抑制剂（ACEI）或血管紧张素 II 受体阻滞剂（ARB）类药物治疗，可减少尿白蛋白排出，延缓肾脏病进展。

4. 临床糖尿病肾病期

病理上出现典型的 K-W 结节。持续性大量白蛋白尿（UAE $> 200\mu g/$ min）或蛋白尿大于 500mg/d，约 30% 患者可出现肾病综合征，GFR 持续下降。该期的特点是尿蛋白不随 GFR 下降而减少。患者一旦进入Ⅳ期，病情往往进行性发展，如不积极加以控制，GFR 将平均每月下降 1ml/min。

5. 终末期肾衰竭

GFR < 10ml/min。尿蛋白量因肾小球硬化而减少。尿毒症症状明显，需要透析治疗。

蛋白尿与糖尿病肾病进展关系密切。微量白蛋白尿不仅表示肾小球滤过屏障障碍，同时还表示全身血管内皮功能障碍并发现其与心血管并发症密切相关。

按照此类分型，此患者目前属于临床糖尿病肾病期，若是不进行药物控制，此患者将加速进入终末期肾衰竭，到后来只能进行持续性肾脏替代治疗，并且生活质量也将大幅下降。

学生：嗯，谢谢老师，那么糖尿病肾病在饮食方面应注意哪些？

老师：鉴于上述分期，糖尿病肾病一般的饮食控制应做到以下基本要求：

1. 低蛋白

（1）每公斤标准体重供给蛋白质 0.6g，其中 60%~75% 以上为优质蛋白质，如奶类、蛋类、鱼类及瘦肉类。

（2）大豆及豆制品禁用，但四季豆和绿豆芽等含蛋白质少可当菜食用。

（3）除肝脏、肾脏外其他动物内脏最好不食用，其中猪蹄筋、肉皮的蛋白质质量差，禁食。

（4）凤尾鱼、沙丁鱼嘌呤含量高，要禁食。

（5）各种家禽类的浓汤以及鱼汤、肉汤也不要食用。

（6）花生、瓜子、核桃、杏仁等坚果类要少食。

2. 充足的热能

（1）建议少吃大米、面粉、粗粮、杂粮等。

（2）建议多吃小麦淀粉、玉米淀粉、土豆淀粉、山药粉、红薯粉、绿豆粉丝、凉粉等。

（3）瓜菜类：各种瓜菜均可食用，但菠菜、花菜、青蒜、洋葱、苋菜、茭白、竹笋等应用开水煮过后弃汤食用。

（4）烹调油：每人每天控制在 25ml 左右，以素油为主，如豆油、花生油、芝麻油、玉米油等。

（5）食用盐：每人每日实用盐在 2~3g，1g 盐相当于 5ml 酱油。

（6）水：每日入液量可视前一日排尿量再加上 500ml 左右水作为补充参考；但当患者发烧、呕吐、腹泻时应多补充液体，当病情缓解后，每日饮水在 1 200ml 左右。

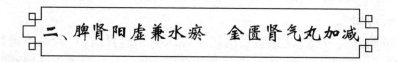

二、脾肾阳虚兼水瘀　金匮肾气丸加减

【案例回顾】

一位 67 岁的男患者前来就诊，他患"2 型糖尿病"17 年，足足是一个老病号了。当时他是这样描述自己的身体状况的：总是感觉头晕，耳朵鸣响不止，腰部、膝盖使不上力气，全身乏力，干活时尤甚，口渴、欲饮温水，手和脚总比别人怕冷，冬日倍感冰凉。最近发现双小腿浮肿。察其面部、舌脉：嘴唇色暗，舌淡胖有瘀点，脉细涩。给他做了检查：空腹血糖 8.8mmol/L、尿蛋白（++）、尿糖（+）、24h 尿蛋白定量 2.0g，肾功能检查正常。

西医诊断：糖尿病肾病。

中医诊断：消渴、肾系病，证属脾肾阳虚、水瘀互结证。治法健脾补肾，活血利水。方拟金匮肾气丸加减。

处方：党参 20g，附片 9g，生黄芪 30g，生地黄 15g，怀山药 15g，山茱萸 15g，泽泻 10g，牡丹皮 10g，生蒲黄 10g，茯苓 30g，丹参 30g，僵蚕 10g。水煎分 2 次服，同时给予优化血糖控制，低蛋白饮食 [蛋白摄入量＜ 0.8g/（kg·d）]，给予贝那普利 10mg/d。

复诊：治疗 1 周后自觉乏力症状减轻，眩晕耳鸣好转，守方加减服药 1 个月，诸症减轻，尿蛋白（+），血糖控制达标，24h 尿蛋白定量 0.9g。因患者需外出，故改用中成药制剂对症治疗，嘱定期复诊。

【师生问答】

学生：老师，该患者周身乏力，劳累后加重，伴四肢不温，下肢水肿，舌淡胖，对照临床症状，患者病位在脾，因脾主生气为后天生化之本源，脾又主四肢。同时患者又有眩晕耳鸣，腰膝酸软的症状，可以判定病位在肾，因肾开窍于耳，腰为肾之府。请问老师，这样分析对不对？

老师：分析得不错，但是还是有所不足，在依据患者临床症状判定病位的同时，需要判定患者的病性病机。依据本案例的临床症状，基本能判断患者属于脾肾阳虚型，同时伴有唇色暗，舌体有瘀点等症状，故瘀血阻络亦存在。

学生：老师，那请问脾肾阳虚证具体有哪些临床表现？

老师：首先脾阳虚，是指脾阳虚衰，失于温运，阴寒内生所表现的虚寒证候。又称脾虚寒证。然而阳虚体质，是指阳气虚衰的病理现象。阳气有温暖肢体、脏腑的作用，如阳虚则机体功能减退，容易出现虚寒的征象。常见的有卫阳虚、脾阳虚、肾阳虚等。阳虚主症为畏寒肢冷，面色苍白，大便溏薄，小便清长，脉沉微无力等。

脾肾阳虚的症状表现包括三个方面：

第一，虚寒盛，气机凝滞，而见面色白，畏寒肢冷，腰膝酸软，腹中冷痛。

第二，水谷失运而见腹部胀，久泻久痢，甚或五更泄泻，下利清谷。

第三，水湿泛滥，而见小便不利，面浮肢肿，甚则腹胀如鼓；或见小便频数，余沥不尽，或夜尿频多。舌质淡胖而有齿痕，苔白滑，脉沉迟细弱，也为阳气亏虚之象。

再说脾肾阳虚证是以脾肾阳虚、阴寒内盛为特征。多由感受寒邪较重，或久病耗气损伤脾肾之阳气，或久泻不止，损伤脾肾之阳，或其他脏腑的亏虚，累及脾肾两脏等引起。脾虚阳气不足，多引起大肠功能失调，表现为腹泻或便秘。吸收不良综合征、溃疡性结肠炎、习惯性便秘常出现或伴有此症。多因感受寒邪较重，或久病耗气损伤脾肾之阳气，或久泻不止，损伤脾肾之阳，或其他脏腑的亏虚，累及脾肾两脏等引起。脾肾两脏阳气虚衰，温煦、运化、固摄作用减弱则下利清谷，泄泻滑脱或五更泄泻；阳气虚，阴寒内盛，则畏寒肢冷，小腹冷痛，面色㿠白；肾阳虚，膀胱气化失司,则腰膝酸软,小便不利;阳气虚,水气泛滥,则面目肢体浮肿;舌淡胖,苔白滑,脉沉细,为阳虚阴盛之象。

学生:老师,那瘀血阻络呢? 因为目前一般的中医都注重活血化瘀,西医学里也有对症抗凝的疗法。这类药物种类繁多,但是这些药的用药指征是什么?

老师:你说的活血化瘀,指用具有消散作用或能攻逐体内瘀血的药物治疗瘀血病证的方法。有通畅血脉、消散瘀滞、调经止痛的作用。一般来说,患有冠心病的老年人出现血瘀的现象比较普遍。这类人群典型的症状是,常常伴有憋气、心痛等不适;身体某处时常有针刺般的疼痛,夜间更严重些;面色灰暗无光,容易有黑眼圈。

引起血瘀的原因有三种:①外伤而没有伤口仅在局部造成瘀块肿痛。②血液运行不畅或无力。③受寒气或热气影响,导致血液滞留。

学生:老师,诊断瘀血证,是怎样辨证的? 那如何结合脏腑定位与具体用药的问题?

老师:嗯,这个问题我根据临床症状和经验整理如下,供参考。

1. **瘀阻于肺**

证见胸痛咳嗽,气促,甚者喘息不能平卧,胸闷如塞,心悸不宁,舌质紫暗或瘀斑、瘀点,脉弦涩。治法为活血理气,行瘀通络。主方用桃仁红花煎。常用药物为桃仁、红花、当归、川芎、赤芍、桑白皮、薏苡仁等。

2. **瘀阻于心**

证见胸闷疼痛,痛引肩背,心悸,口唇青紫,舌质青紫或瘀斑、瘀点,脉涩或结代。治法活血理气通脉。主方用血府逐瘀汤。常用药物桃仁、红花、当归、川芎、丹参、桂枝、赤芍、枳壳、郁金等。

3. **瘀阻于胃**

常见胃痛,按之痛甚,食后加剧或有包块,入夜尤甚,甚者便血或呕血,舌质瘀斑、瘀点,脉弦涩。治法为化瘀通络止血、理气和胃。主方用失笑散合丹参饮。常用药物为蒲黄、五灵脂、丹参、檀香、砂仁、延胡索等。

4. **瘀阻于肝**

常见胁痛痞块,入夜尤甚,舌质紫暗或有瘀斑瘀点,脉弦涩。治法为祛瘀通络,疏肝理气。主方用膈下逐瘀汤。常用药物为桃仁、红花、当归、川芎、丹参、香附、赤芍、乌药、枳壳、延胡索等。

5. 瘀阻于肢体

常见肢体局部可见局部的肿痛或青紫,舌质紫或瘀斑、瘀点,脉涩。治法为活血行气,祛风除湿,通痹止痛。主方用身痛逐瘀汤。常用药物为桃仁、红花、当归、川芎、丹参、赤芍、枳壳、秦艽、羌活、地龙等。

6. 瘀阻于胞宫

证见少腹疼痛,月经不调,痛经,经色紫黑有块,舌质紫暗或瘀斑、瘀点,脉弦涩。治法为活血化瘀,和络止痛。主方用少腹逐瘀汤。常用药物为当归、川芎,赤芍、延胡索、肉桂、干姜等。

7. 瘀阻脑窍

一般会出现眩晕,头痛经久不愈,兼见健忘,失眠,心悸,耳鸣耳聋,舌质紫暗或瘀斑、瘀点,脉弦涩。治法为祛瘀生新,活血通窍。主方用通窍活血汤。常用药物为桃仁、红花、当归、川芎、丹参、赤芍、枳壳、地龙等。

血瘀体质常伴气血不足,平素可进补气养血活血之药品,如党参、黄芪、白术、大枣、甘草、熟地黄、丹参、红花、川芎、当归等,可选八珍汤、当归补血汤等补气血制剂,丹参片、银杏叶胶囊、桂枝茯苓丸等活血化瘀制剂。适当选用党参、黄芪、大枣、熟地黄、当归等煲汤。用桂枝、红花、乳香、鸡血藤、没药、当归等活血通络中药煎汤至 2 000ml 泡脚,水温在 40℃上下,20~40 分钟。当然以上各型严重时,均属临床急症,需急诊或住院治疗。

学生:老师,您给我们讲了那么多关于中药的应用。能不能再讲讲糖尿病肾病患者的食疗呢? 这个问题患者也是很关心的呀。

老师:对于糖尿病肾病的食疗问题,将放入糖尿病的调摄章节中解答。

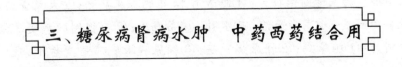

三、糖尿病肾病水肿 中药西药结合用

【案例回顾】

我们来看一例糖尿病肾病水肿的住院患者。

患者女性,53 岁。这位患者有糖尿病个人史和家族史。她在 10 年前体检发现空腹血糖 15.0mmol/L,餐后血糖 20.1mmol/L。确诊为"2 型糖尿病"后,选用磺脲类和双胍类口服降糖药治疗,但是血糖控制不理想。大约在 1 年半前出现头昏、视物不清、眼睑和双下肢浮肿,在当地医院检查,空腹血糖 13.2mmol/L,餐后血糖 15.3mmol/L,血压 160/100mmHg,肾功能:血尿素氮 11.2mmol/L,血肌酐 203μmol/L,改用胰岛素、尼群地平等治疗。

入院症状:眼睑、双下肢水肿,头昏,视物不清,咽干口燥,纳差,便溏,尿浊,腰膝酸软,四肢末端麻木。

体格检查:神清,体胖,贫血貌,血压 150/95mmHg,心率 80 次/min,律齐,各瓣膜区未闻及病理性杂音,肝、肾区无叩击痛,眼睑、双下肢凹陷性水肿。舌质淡,苔薄白,舌体适中,舌底脉络无异常,寸口脉细弦、沉取无力。

实验室检查:尿检:pH 值 6.0,蛋白 1.5g/L,葡萄糖(++),红细胞 10/μl,尿菌培养(-),24h 尿蛋白定量 5.9g。血常规及生化:红细胞 $2.62×10^{12}$/L,总蛋白 45.4g/L,白蛋白 26.9g/L,球蛋白 18.5g/L,空腹血糖 6.0mmol/L,餐后血糖 7.3mmol/L,糖化血红蛋白 6.15%,血肌酐 254μmol/L,血尿素氮 12.7mmol/L,甘油三酯 2.51mmol/L。

眼底镜检查:视神经乳头水肿,眼底血管迂曲,有火焰状出血灶。

X 线胸片:肺、心、膈未见异常。心电图:未见明显异常。

B 超:左肾 10.6cm×5.40cm,右肾 10.5cm×5.70cm,肾实质回声均匀。

【师生问答】

学生:老师,依据患者临床症状及辅助检查,诊断为水肿病、消渴病基本明确。西医诊断依据为:①患者有 14 年的糖尿病史;②大量蛋白尿;③低蛋白血症;④高脂血症;⑤水肿;⑥高血压;⑦有视网膜病变。故本例诊断为:①糖尿病;②糖尿病肾病;③糖尿病眼底病变。老师,我说的对否?

老师:不错,诊断依据充分,诊断明确。中医学中,水肿又称"水气病",在《金匮要略》中分风水、皮水、正水、石水或肝水、心水、脾水、肺水、肾水等类型。此案例以头面、下肢水肿，伴蛋白尿、高血压为特点，故须鉴别正水、石水和肾水。正水责之脾，石水和肾水责之肾。患者虽见纳差、便溏，但无全身浮肿和脘满腹胀，而以眼睑和双下肢水肿、腰膝酸软为主，故病位在肾，可排除正水。石水、肾水症状相似，而以后者为重，加以本案例基本病机为阴虚燥热，与石水"多阴少阳"有别，故可诊断为水肿之肾水。

学生：老师，咱们对糖尿病肾病病因病机如何理解呢？

老师：对于消渴病的诊断，本案例体征不典型，仅见口干咽燥，须与口渴症相鉴别。口渴症以烦渴多饮为主要临床表现，但其以症状随情绪波动为特征，血糖多正常，尿糖阴性，故可排除。目前病机为过食肥甘、醇酒厚味，致脾胃运化失职，积热内蕴；或气郁化火，销烁阴津；或素体阴虚，复因劳欲过度，而致阴虚火旺，上蒸肺胃等，导致阴虚燥热，发为消渴。病程迁延日久，气阴两伤，脾肾两虚，湿热搏聚，清浊相干，升降开阖失常，精微不摄，水浊滞留，故出现蛋白尿、水肿、血肌酐和尿素氮上升；肾水不足，肝阴失养，虚阳上浮，故头昏、血压升高。四诊合参，证属脾肾两虚、气阴两伤，水浊内停，肝阳上亢。治以健脾补肾，益气养阴，利湿泄浊，平肝潜阳。

糖尿病肾病在中医学中既属消渴病，又属肾著。从尿中出现微量蛋白直到终末期肾衰，出现的尿浊、水肿等一系列表现均属于肾病范畴。本案患者可诊断为"消渴病肾病水肿"，简称"消渴病水肿"，既体现其肾气阴两虚之本，又体现其水湿内停之标。若以尿浊为主证，则可诊断为"消渴病肾病尿浊"，其他以之类推。

消渴病水肿的病因病机，历代医家多重视肾虚。消渴日久，伤阴耗气，"五脏之伤，穷必及肾"，肾气虚衰，不能蒸化水液，水液潴留，故演变成水肿。但古人也有认为该病机为"饮水过度，内溃脾土，土不制水"，以及"高消中消，制之太急，速过病所，久而成中满之病"等。因本病是在消渴病气阴两虚基础上发展而来，气阴虚损贯穿本病始终，故中医辨证以气阴两虚为主。然久病必瘀，糖尿病肾病患者血液常处于高凝、高黏状态，因此现代有人认为瘀血阻络是糖尿病肾病的一个特点，其中医病机应是肾虚兼夹血瘀，各种合并症也皆因阴虚血瘀而生。且临床又常见脾气亏虚、水湿内停症状，所以气虚血瘀、水湿内停是其基本病机。如病情发展,气血俱伤,脾肾失养,浊毒内停,终可使肾元衰败,五脏受损,三焦受阻,升降失常,水湿泛滥,而转为肾衰、关格之危证。因此对本病的治疗主要以稳定或改善肾功能、延缓病情发展为目的。古人在这方面积累了不少经验,但没有将其作为独立的病种进行论治。近20年来有关糖尿病肾病的研究取得了一定进展。由于糖尿病肾病发展过程中存在一个基本病机,所以有不少学者主张针对基本病机进行专病专方治疗。在此基础上,依据患者具体临床表现,变通加减。

学生:老师,依据患者的病情,治疗的思路您是怎样考虑的?具体方法与处方能跟我们分享一下吗?

老师:我认为患者证属脾肾两虚,气阴两伤,水浊内停,肝阳上亢。治以健脾补肾、益气养阴、利湿泄浊、平肝潜阳入手,又辅以降糖、降低血压,控制蛋白的流失,改善肾功能的对症处理。

基本方:天花粉、黄芪、黄精、丹参、怀山药、杜仲、山茱萸、牡丹皮、红花、大黄、六月雪。

随症加减:水肿加泽泻、车前草、茯苓皮,合以呋塞米等;蛋白尿、尿浊加芡实、五味子、覆盆子等;肝阳上亢、血压升高加石决明、生龙骨、怀牛膝,合以尼群地平、贝那普利等;血糖较高,则合以胰岛素和/或降糖药;血肌酐高,可配合灌肠。灌肠方:黄芪、大黄、六月雪、蒲公英、生牡蛎。

用药处方如下:

(1)天花粉15g,黄芪30g,黄精20g,丹参10g,怀山药20g,杜仲15g,山茱萸10g,泽泻30g,车前草20g,茯苓皮15g,牡丹皮10g,红花10g,六月雪30g,制大黄3g,芡实30g,五味子10g,怀牛膝20g,石决明(先煎)20g。水煎服。

(2)知柏地黄丸8g,口服,每日3次。

(3)胰岛素8U,皮下注射,每日1次。

(4)贝那普利10mg,口服,每日1次。

(5)尼群地平10mg,口服,每日3次。

(6)呋塞米20mg,口服,每日3次。

(7)低盐(少于3g/d)、低糖、优质低蛋白饮食。

学生：老师，这位患者经过综合治疗，病情如何？

老师：下面来看经治后患者的情况反馈。

1周后水肿减轻，查血压140/90mmHg，空腹血糖6.0mmol/L，血肌酐253.4μmol/L，24h尿蛋白定量5.3g。于原方加益母草20g，赭石（先煎）20g，生龙骨（先煎）20g；呋塞米增至40mg。半月后，见轻度水肿，查血压130/85mmHg，空腹血糖6.1mmol/L，血肌酐253.5μmol/L，24h尿蛋白定量5.0g。标实已以阳亢为主，水肿为次。于上方中怀牛膝改为30g，制大黄改为6g；呋塞米减至20mg。

20天后，水肿消退，查血压130/80mmHg，空腹血糖6.0mmol/L，血肌酐248.8μmol/L，24h尿蛋白定量4.1g。其水湿已去，证属浊毒内蕴，肝阳上亢。于前方去车前草、茯苓皮，加土茯苓15g。合用灌肠方：黄芪30g，生大黄16g，六月雪30g，蒲公英30g，生牡蛎30g。

患者水肿消退，血糖控制稳定，但血肌酐仍偏高，嘱患者定期复查。

此患者属于糖尿病肾病后期，诸多继发性疾病已显现出来，如何延缓此类继发性疾病出现或者加重，中医中药可以发挥更大的作用，但是因本病的疾病时间长，其他并发症逐步出现，中药效果也相对欠佳，故如是能将中西医有效结合将是患者的福音。

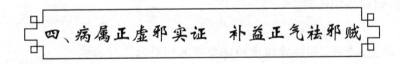

四、病属正虚邪实证　补益正气祛邪贼

【案例回顾】

一位在院的糖尿病肾病患者要求会诊，想用中药调治。该患者在15年前被确诊有"2型糖尿病"，3年前开始反复出现四肢浮肿，1周前浮肿加重，遂入住我院。

入院时的情况大概是这样的：患者全身浮肿，自觉胸闷憋气，甚至夜间不能平卧，身体怕冷，胃纳不振，小便量少，大便干结，间日一行，舌质暗淡，苔白，脉沉。测量血压150/80mmHg，腹水征（+）。实验室检查示：空腹血糖10.3mmol/L，尿素氮13.8mmol/L，肌酐386μmol/L，白蛋白30.0g/L。尿常规检查示：尿糖（++），蛋白（+++）。胸部X线片检查示：胸腔积液。

会诊经过：中医诊断是水肿，辨证属脾肾阳虚、水瘀内阻证。治宜健脾补肾，活血利水。方用济生肾气丸加减。

处方：泽兰15g，益母草15g，葶苈子15g，冬瓜皮30g，桑白皮30g，川牛膝、车前子各15g，茯苓、猪苓各12g，生地黄、山药、山茱萸各9g，制附子9g，肉桂、制大黄各6g，大枣3枚。水煎服。同时给予降糖、降压治疗。6剂，水煎，分2次温服。

二诊：服上药7剂后，水肿明显减轻，夜间能平卧休息，偶有胸闷憋气，仍纳差，舌质暗淡，苔白，脉沉。药用上方去猪苓、冬瓜皮，加金樱子30g，芡实30g，砂仁（后下）9g，续6剂。

三诊：继服上药6剂后，诸症消失，病情稳定。

【师生问答】

学生：老师，我们已经熟悉了糖尿病的基本病机，但对糖尿病肾病的病机还是不太了解，您能讲讲吗？

老师：好的。中医认为糖尿病肾病是由于消渴病气阴两虚，病程迁延日久，阴损及阳，导致脾肾阳虚。久病入络，瘀血内阻，则病情顽固不愈。而糖尿病肾病所表现的四肢水肿，甚则胸水或腹水，乏力，纳差，恶心或呕吐，畏寒怕冷，小便不利，舌质淡或暗，苔腻，脉沉等症，均为脾肾阳虚、水瘀内阻所致。

学生：老师，那脾肾阳虚的证型是怎样引起水肿的呢？

老师：糖尿病肾病引起水肿是因为脾虚不能运化水液，水湿内停，泛滥于肌肤，导致水肿；停于胸腔，则为胸水；停于腹腔，则为腹水。脾阳虚运化无力，水谷精微来源不足，故倦怠乏力；脾胃升降失职，浊阴之气上逆，则纳差，恶心呕吐；肾阳不足，不能化气行水，故小便量少；阳虚失于温煦，则出现畏寒怕冷之症。

学生：原来如此。本病例老师您用了济生肾气丸加减，我们可以理解为标本兼顾，健脾补肾以治本，活血利水以治标，对吧？

老师：对的。济生肾气丸方出于《严氏济生方》，由附子、茯苓、泽泻、山茱萸、山药、车前子、牡丹皮、肉桂、川牛膝、熟地黄组成。上为细末，炼蜜为丸,如梧桐子大。每服70丸,空心米饮送下。亦可水煎服,用量按原方比例酌减。具有温补肾阳,利水消肿的功效。主治肾阳不足,水湿内停证之水肿,小便不利。

学生: 济生肾气丸原来就是金匮肾气丸加上牛膝、车前子啊。老师,我们知道肾气丸有好几首加减方,比如济生肾气丸、六味地黄丸、麦味地黄丸、加味肾气丸等,您能逐一讲一讲吗?

老师: 好的。金匮肾气丸是一首非常经典的方剂,也是临床上经常使用的,如果辨证准确,疗效是很不错的。那么我就来逐个讲一讲,有利于运用与发挥。

1. 六味地黄丸

此方出自钱仲阳的《小儿药证直诀》,系从《金匮要略》肾气丸去桂、附而成,原为治疗小儿肾虚诸病。原方组成、剂量与治法为:熟地黄八钱、山萸肉四钱、干山药四钱、泽泻三钱、牡丹皮三钱、茯苓(去皮)三钱,上为末,炼蜜为丸如梧桐子大。空心温水化下三丸。肾主藏精,又主水液,故"三补"填其精,苓、泽利其水,阴虚则火旺,故用丹皮泻相火。方中"三补"补其正,"三泻"泻其邪,祛邪是为了更好地补正。"三补"为主,故用量较重,而"三泻"的用量则较轻。本方适用于肝肾阴虚证。症见腰膝酸软,头晕目眩,耳鸣耳聋,盗汗遗精,消渴,骨蒸潮热,手足心热,舌燥咽痛,牙齿动摇,足跟作痛,小便淋漓以及小儿囟门不闭,舌红少苔,脉细沉数。

2. 麦味地黄丸

原名八仙长寿丸,出自《寿世保元》,即六味地黄丸加麦冬三钱、五味子二钱,上为细末,炼蜜为丸如梧桐子大,每服三钱,空腹时用姜汤送下。功效为滋肾敛肺止咳。适用于肺肾阴虚,或喘或咳者。肺为气之主,肾为气之根,肺之气阴亏乏,不能下荫于肾,肾之精气损伤,根本不固,气失摄纳,逆气上奔,而为喘咳。《名医别录》谓其"疗虚痨客热,口干燥渴……保神,定肺气,安五脏";五味子五味俱备,酸咸为多,故专收敛肺气而滋肾水,止咳定喘。合而成方,为金水相生之法也。然唯脉虚舌红痰少,方为合拍,若苔腻痰多,本方不宜。

3. 七味地黄丸

七味地黄丸即六味地黄丸加肉桂一钱炼蜜为丸,每服6~9g,每日2~3次,温开水或淡盐汤送下。功效为补肾滋阴,引火归原。主治:肾水不足,虚火上炎,发热作渴,口舌生疮,牙龈溃烂,咽喉作痛。肾水不足,虚火上炎,有用滋阴之剂而火自降者,然亦有虽用滋阴之剂而火不降者,此时当用反佐之法。《素问·至真要大论》说:"反佐以取之,所谓寒热温凉,反从其病也。"

4. 加味金匮肾气丸

加味金匮肾气丸是以(肉桂、附片、熟地黄、山药、山茱萸、泽泻、丹皮、茯苓、黄芪、苍术、枸杞子、肉苁蓉)组成。具有补肾益气的功效。主治糖尿病,病久肾精暗耗,损气伤津,阴阳俱亏。症见形容枯槁,形寒畏冷,肢端麻木,肢体困乏,阳痿不举,视力模糊,食少便溏,口渴不欲饮,颜面及下肢浮肿,舌淡,苔薄白,脉沉细无力者。

5. 十补丸

十补丸出自《济生方》,由附子二两、五味子二两、山茱萸二两、山药二两、牡丹皮二两、鹿茸一两、熟地黄二两、肉桂一两、白茯苓一两、泽泻一两,上为细末,炼蜜为丸,如梧桐子大,每服七十丸,空心盐酒、盐汤任下。功用为温补肾阳。主治肾脏虚弱,面色黧黑,足冷足肿,耳鸣耳聋,肢体羸瘦,足膝软弱,小便不利,腰脊疼痛。肾阳虚弱,水寒之气上泛,故面色黧黑,阳虚气不化水,故足冷足肿,小便不利;肾开窍于耳,肾阳虚弱,故耳鸣耳聋;肾主骨,腰为肾之府,肾阳不足,故足膝软弱,腰脊疼痛。方中熟地黄、山药、山茱萸、丹皮、茯苓、泽泻滋补肾阴,肉桂、附子温壮肾阳,更加鹿茸补督脉,壮元阳,生精髓,强筋骨,五味子滋肾涩精纳气,《神农本草经》谓其"补不足,强阴,益男子精"。诸药合用,共奏温肾壮阳之功。

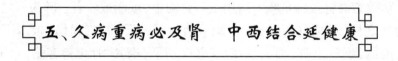

五、久病重病必及肾 中西结合延健康

【案例回顾】

这是一位糖尿病肾病慢性肾衰竭氮质血症期的患者。40 岁的男性,于 2003 年 3 月 20 日入院。患者自诉有糖尿病病史 20 余年,半年前开始反复出现水肿,4 个月前水肿加重。入院的时候,我们看到这位患者全身

都水肿，按之没指。他自己描述，整个身体很重，使不上劲，没有力气，胸口还闷闷的不舒服，呼吸短促，上气不接下气，晚上睡觉也不能平躺下来，要垫两个枕头。我见他腹部膨隆，于是追问了饮食与二便的情况，他说自己胃口很差，吃得很少，即使再香的饭菜，也没有食欲，小便量很少，大便干结，好几天才能解一次。察舌脉情况，舌质淡，舌体胖大边有齿痕，苔白厚，脉沉细。

测量血压 156/100mmHg，体重 85kg（发病前体重 55kg），胸水、腹水征（+），右侧肢体较左侧肿甚。尿蛋白（++）；空腹血糖 7.4mmol/L，白蛋白 18.7g/L，胆固醇 8.59mmol/L，甘油三酯 2.19mmol/L，低密度脂蛋白胆固醇 6.54mmol/L，血肌酐 298.1μmol/L，尿素氮 14.85mmol/L。B 超检查提示为左肾 10.6cm×4.7cm×4.5cm，右肾 10.5cm×5.1cm×4.3cm。心脏彩超检查提示为左心增大，心包积液，二尖瓣、三尖瓣、主动脉瓣均存在反流。眼底检查示双眼糖尿病视网膜病变。

西医诊断：糖尿病肾病，慢性肾衰竭氮质血症期。

治疗给予降糖（胰岛素）、降压（贝那普利 10mg/d）、扩容（白蛋白 50ml隔日静脉滴注）、抗凝（低分子肝素钙 5 000U/d）、利尿（呋塞米 200mg/d）、改善微循环（怡开 360U/d）。治疗半月余，尿量由每日 750ml 渐增至1 200ml，水肿症状改善不明显，且药物减量则水肿再次加重。出院后给予呋塞米 40mg、双氢克尿噻 50mg、氨苯蝶啶 100mg、螺内酯 80mg，每日3 次口服。并给予中药服用。

处方：车前子（包煎）30g，茯苓 30g，海藻 30g，牡蛎 30g，郁李仁 15g，王不留行 15g，泽泻 15g，槟榔 10g，猪苓 20g，黑丑 10g，白丑 10g，枳实10g，川朴 15g，肉桂 10g，木香 10g。

二诊：服上药 40 剂后，尿量增至 2 000~3 000ml/24 小时，水肿基本消退，体重降至 56kg，唯有腹部气胀，双下肢轻度水肿。在原方基础上增损，连服 10 余剂后，水肿尽消。复查尿蛋白（++），空腹血糖 5.75mmol/L，白蛋白 23.2g/L，胆固醇 7.10mmol/L，甘油三酯 2.39mmol/L，低密度脂蛋白胆固醇 4.73mmol/L，血肌酐 249.9μmol/L，尿素氮 10.4mmol/L，钾离子5.0mmol/L。门诊随访病情稳定。

【师生问答】

学生：老师，本案例是晚期糖尿病肾病患者，这个时期的主要病因病机是什么呢？在治疗上应该怎样考虑？

老师：晚期糖尿病肾病临床表现以脾肾两虚，阴阳俱伤，湿毒贮留，瘀血互结，虚实夹杂者居多。在治疗上，则以补泻兼施，必宜补脾肾，泄湿浊，解毒活血法。补与泻熔于一炉，扶正不留邪，祛邪不伤正。

学生：老师，那么您有没有针对糖尿病肾病的专用处方呢？

老师：这个谈不上专用处方，一般处方组成是这样的：黄芪、益母草各 30g，党参、熟地黄、山药、茯苓、山茱萸、丹参、枸杞子、菟丝子各 20g，丹皮、泽泻、桃仁、红花、砂仁、川朴各 15g，甘草 6g 组成。全方具有补脾肾的功效。

具体的加减列举如下：遇到口渴多饮者，可加知母 15g，天花粉、葛根各 24g，石斛 12g；若浮肿明显的，可加萹蓄、瞿麦各 20g，或玉米须 24g；倘有口中吐浊，加藿香 15g，竹茹 15g，檀香 10g；皮肤瘙痒者，加蝉蜕 6g，白鲜皮 15g；若血瘀为甚的，酌加三七、水蛭各 6g；遇到高血压患者，可加钩藤、潼蒺藜各 15g；若伴有视物模糊，酌加木贼 12g，草决明 15g，菊花 10g；发生疮疖肿痛的，可以增加蒲公英 30g，金银花、连翘各 15g；若有腰冷畏寒，可用附子、肉桂各 10g；伴有血尿的，酌用白茅根 30g，生侧柏叶、小蓟各 20g。

学生：嗯，谢谢老师。我们知道，糖尿病肾病的治疗关键在于早期诊断及防治。但若一旦伴发重度水肿，那我们该采取哪些措施呢？

老师：好的。糖尿病肾病的治疗关键在于早期诊断及防治。一旦伴发重度水肿，是疾病转归的重要阶段，应采取扩容、抗凝、利尿与中医辨证论治的中西医结合的积极治疗措施。中医辨证宜分清标本缓急，治宜消补兼施，湿瘀同化。从本病可以看出，辨证属脾肾虚损，湿热、瘀血壅结三焦之证。脾虚则运化功能受阻以使水湿不得运行而停蓄；肾司开阖，若肾阳虚则畏寒肢冷，开阖失司则小便不利，浊不得泄。水湿内蕴体内，从阳化热，湿热内蕴，三焦气机受阻，血行不畅，瘀血内生，水瘀互阻，恶性循环，病趋恶化。故宜治以寒温并用、消补兼施之法，健脾暖肾，清热化湿，散瘀利水。

学生：老师，本案您所用处方从什么方面考虑？出于何处？

老师：凡水必从膀胱之气化，而后由阴器以出，土气不宣，则膀胱之口闭，用王不留行之迅药以开其口，加入肉桂，引车前、茯苓、赤小豆直入膀胱而利导之。茯苓、车前子虽利水而不耗气，而茯苓且是健土之药，水决而土又不崩，此夺法之善也。

这个处方是以决水汤为底方进行加减的。决水汤出自清代名医陈士铎的《辨证论》，此方利水从小便而出，利其膀胱也。原方具体由茯苓二两、车前子一两、王不留行五钱、肉桂三分、赤小豆三钱组成。主治水肿既久，遍身手足俱胀，面目亦浮，口不渴而皮毛出水，手按其肤如泥。其功效在于散瘀利水，健脾暖肾。

学生：老师，我看到处方中还加用了海藻、牡蛎、黑丑、白丑等药物，想问一下为什么要用这几味药物呢？

老师：是的。此处方是以决水汤为基本方进行加减的。这是在原方基础上加入了海藻、牡蛎、黑丑、白丑、槟榔、郁李仁、泽泻、猪苓、茯苓、木香、枳实、川朴。方中海藻为治腹水之要药，《千金方》治大腹水肿，气息不通，危在旦夕之大腹千金散即以此药为君；海藻、牡蛎、黑白丑以软坚散结，攻逐水饮，以之治大腹水肿，其效甚佳；槟榔、郁李仁破坚攻积，使水从大便排出；泽泻、猪苓、茯苓、车前子清热利水，使水从小便而出：水与气同出一源，气滞则水停，气顺则水行，故用木香、枳实、川朴行气导滞利水；王不留行善于通利血脉，行而不住，走而不守，且有利尿作用，故有活血利尿消肿之功；茯苓、泽泻益气健脾利湿，脾气健则运化功能复常，水湿得以正常分布；肉桂温肾阳，肾阳充则恢复其开阖之功，小便自利。诸药合用，共奏寒温并用、消补兼施、上下分消之功，则水湿自无停蓄为患之虑。

学生：老师，我收集记录了一些医生治疗糖尿病的经验方，想在这里和大家分享一下。

1. 益气滋阴汤

生地黄 20g，天花粉 20g，知母 15g，麦门冬 15g，玄参 20g，西洋参 15g或太子参 30g，黄芪 20g，黄连 10g。具有清热润肺，益气养阴之功效。主治糖尿病症见短气乏力，倦怠，口干，舌干红剥少苔，五心烦热，头昏，小便短黄,脉虚数。

2. 参芪地黄汤加味

黄芪、熟地黄各 30g,山药、制玉竹、何首乌、枸杞子各 20g,人参、山茱萸、茯苓、丹皮、泽泻、五味子、菟丝子各 15g。具有益气养阴之功效。主治糖尿病症见头眩,心悸,腰酸腿软,性欲减退,气短乏力,口渴,舌干,脉象虚数,血糖高或兼血脂高。

3. 活血涤痰汤

生地黄、丹参、葛根、黄芪各 20g,玄参、桃仁、红花、赤芍、枳壳、柴胡、半夏、苍术、石菖蒲、太子参各 15g,胆南星、黄连各 10g。具有活血祛瘀,消化痰浊,益气养阴之功效。主治糖尿病症见肥胖,舌质紫有瘀斑,舌下静脉青紫,头昏眩或兼高血压,气短乏力亦颇明显,脉象多见弦滑有力。加减:便秘者加大黄 10g,何首乌 20g,生山楂 15g;兼视网膜病变者加草决明 20g,木贼 15g,白蒺藜 15g 等。

4. 清化湿热饮

薏苡仁 20g,石菖蒲、滑石、茵陈、苍术、白术、葛根、连翘各 15g,白蔻仁、黄连、黄芩、升麻、天花粉各 10g。具有清化湿热,醒脾和胃之功效。主治糖尿病症见渴而饮水不多,常见大便黏滞不爽,小便短黄,头晕,倦怠乏力,口苦、口臭甚至口腔溃疡,牙龈肿,脘闷纳呆,呕恶,舌苔腻,脉濡缓。

老师:很好,看来你在课后还下了不少功夫。

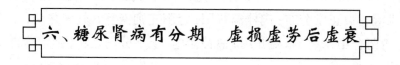

六、糖尿肾病有分期　虚损虚劳后虚衰

【案例回顾】

有一位男性患者,据他所说才 50 岁,已经全身上下都是病了,15 年前就得了高血压,10 年前查出来 2 型糖尿病,6 年前又得了冠心病,还有高脂血症、脂肪肝,一些小毛小病更是数不胜数,使他心理负担很重。他目前使用胰岛素及降压药物,血糖、血压控制情况倒是还可以的。询问了患者的饮食习惯,患者说自己经常出席各种应酬,荤菜吃得多。

予查尿蛋白显示(+),嘱其饮食清淡,少吃肉食。重复查 3 次尿蛋白定量，平均为 450mg/24h，肾小球滤过率（GFR）135ml/min。B 超检查诊断为中度脂肪肝。心电图检查提示为 ST-T 改变。甘油三酯 3.5mmol/L。体重超过标准体重 8kg，但无烟酒嗜好。

仔细追问患者，他说自己目前精神体力尚可，但平时脾气差，易急躁发怒，整个人觉得都很干燥，口唇干、鼻孔干、眼睛干，连大便也很干燥。察舌脉，舌红苔黄，脉弦细数。

西医诊断：2 型糖尿病，糖尿病肾病早期，高脂血症，高血压病，冠状动脉粥样硬化性心脏病，脂肪肝。

中医诊断：消渴，消瘅期，肾病虚损期。辨证属肝肾阴虚，血脉瘀阻。治宜滋养肝肾，行气活血，通经活络，消癥化瘕。

处方：茵陈 30g，鬼箭羽 20g，生地黄 15g，牡丹皮 15g，丹参 15g，赤芍 15g，白芍 15g，川芎 15g，枸杞子 10g，菊花 10g，山茱萸 10g，枳壳 10g，枳实 10g，莪术 10g，香附 10g，栀子 10g。7 剂，每日 1 剂，水煎，分 2 次温服。并嘱患者自测血糖、血压、体重，定期复查血脂、心电图和肝脏 B 超；少吃肉类、海鲜，多食苦瓜、南瓜、萝卜、豆芽、白菜、扁豆、生菜等；每日坚持蹲起运动，每次 3~5 分钟，每日 3~5 次；保持心情舒畅，力戒急躁；继续用西药控制血压、血糖。

二诊：服药 7 剂后，大便已转通畅，急躁易怒减轻，目、口、鼻干亦缓解，舌、脉同前。复查尿蛋白定量 400mg/24h。效不更方，再服原方 14 剂。

三诊：续服药物半月后，除双目时有干涩之外，其余诸症已不明显。复查尿蛋白定量 250mg/24h。再续前方 1 个月。

4 个月后患者前来复诊，自诉因工作调动，已停服中药一段时间了，但是仍然按照医嘱注意劳逸结合、饮食清淡、避免生气，现自觉精神、体力均尚好。近期查 GFR 100ml/min，尿蛋白转阴，脂肪肝转为轻度，但体重仍超标 5kg，复查甘油三酯 2.5mmol/L，心电图大致正常。予遵前方，嘱咐患者隔日服用 1 剂，持续 3 个月。

随后 3 年中，患者每年来诊两三次。复查各项主要指标，病情一直稳定。精神、体力较好，特别是尿蛋白转阴，肾功能未见损伤。

【师生问答】

学生：老师，我仔细看了上述的处方，应该是杞菊地黄丸加减。

老师：是的，是六味地黄丸的衍生。这位患者属肝肾阴虚，治宜滋养肝肾，选用杞菊地黄丸中主要药味，枸杞子、菊花、生地黄、牡丹皮、山茱萸，再加茵陈、丹参、赤芍、白芍，可清肝、柔肝、养肝、保肝、益肾、利心。另外，方中川芎、枳壳、枳实、香附行气活血；栀子清利三焦水道；配入莪术、鬼箭羽消癥化结，不仅使血络中已经形成的微型癥瘕缓慢化解，更可防止新的癥瘕形成，使已损之血络康复。

学生：老师，我们知道西医把很多疾病都进行了分期，中医有分期吗？或者针对这位患者，我们具体有按阶段治疗吗？

老师：你了解得比较仔细。我们临床常把糖尿病肾病的病损分为初期即"虚损期"，中期即"虚劳期"，晚期又称消瘅晚期，即"虚衰期"。

初期因为血脉不行，转而为热，形成的癥瘕积聚为"微型癥瘕积聚"，损伤脉络甚轻，临床症状很少，甚至没有明显的症状。若能有效除陈气，解怒气，清热活血通络，不再形成新的癥瘕，消化已形成之癥瘕，则病损有望康复。

中期因蓄积之血气，形成的癥瘕积聚为微小癥结，损伤血脉，多个脏腑受伤，因为损伤已重，所以出现相应的症状。癥结已成，不易消散，需加强通经活络，行气活血，消化癥结功能，以保护损伤脏器，但完全康复已经比较困难。

晚期因为陈气不除，癥结不化，积聚丛生，久劳不复转为衰，则受损脏器终归衰败。此时应优选当今中西医各种治法，以提高生存质量，延长生命。

学生：那老师您能给我们举几个中、晚期的诊治病例。

老师：好的，那就分别举一个病例吧。

案1　糖尿病肾病病损中期

王某，男，69岁，1993年6月11日初诊。患者当时精神尚可，自述5年前因膀胱癌手术发现血糖升高，诊断为糖尿病（糖尿病肾病中期，高血压病）。尿蛋白（++），血肌酐150μmol/L，血尿素氮8mmol/L，血压升高（具体不详）。心电图检查提示为ST-T改变。膀胱癌术后行放疗已5年，病情仍较稳定。血压、血糖均服用西药控制。刻诊：胸闷，腰痛腿酸,寐少梦多,大便常干,舌胖质暗,脉沉弦滑。中医诊断:消渴,消瘅期,肾病虚劳期。辨证属心肾虚劳,血脉有瘀。治宜补益心肾,通活血脉。

处方:川牛膝 30g,丹参 30g,全瓜蒌 30g,太子参 20g,生地黄 20g,鬼箭羽 20g,川芎 15g,莪术 10g,狗脊 10g,续断 10g,杜仲 10g,山楂 10g,玄明粉(冲)6g。每日 1 剂,水煎服。告知患者饮食、活动和心态调整的方法,嘱其依照执行。

上方服用 2 个月后,患者精神、饮食均好转。复查尿蛋白(+)~(++),血肌酐 145μmol/L,尿素氮 7.5mmol/L。仍用初诊处方,水煎服,嘱咐其隔日服用 1 剂。

后随访,患者依前方间断服药 10 余年,患者病情稳定,肾功能尚可维持,间断服药,一般情况尚可,生活尚能自理,带病延年。

案2　糖尿病肾病病损晚期

李某,女,75 岁,1997 年 6 月 9 日初诊。患者自述糖尿病病史 15 年,应用胰岛素控制血糖,降压药物控制血压。因慢性尿路感染反复发作,间断应用多种抗生素疗效不佳。刻诊:时常胸脘、胁腹胀满,无嗳气、矢气,腰腿酸痛,大便不畅,小便不爽,头晕,视物模糊,眠差,舌胖、暗红,脉弦细数。尿常规检查提示为白细胞(+++),尿蛋白定量 1.5g/24h,血肌酐 210μmol/L,尿素氮 9mmol/L。西医诊断为糖尿病,糖尿病肾病中期,慢性泌尿系感染,高血压病。中医诊断为消渴消瘅期,肾病虚劳期,劳淋。辨证属气机阻滞,癥结不化,血脉不活。治宜通经活络,行气活血,消癥化结。

处方:川牛膝 15g,赤芍 15g,白芍 15g,鬼箭羽 15g,狗脊 10g,续断 10g,杜仲 10g,柴胡 10g,枳壳 10g,枳实 10g,香附 10g,乌药 10g,莪术 10g,栀子 10g,淡竹叶 10g。7 剂,每日 1 剂,水煎,分早晚服用。配合应用头孢呋辛酯片 0.25g,2 次/d。

上方服后有效,因此随后几年,患者一旦自觉不适,则取药煎服。现精神、体力尚可,泌尿系感染无复发。血肌酐 215μmol/L,尿素氮 9.5mmol/L,尿蛋白(++)。近来因活动量增加,时有胸闷气短,下肢浮肿。心电图检查提示为 ST-T 改变。西医诊断为冠心病,慢性心功能不全,肾性贫血。已用相应药物纠正。中医辨证属心肾虚衰,浊毒内留。治宜养心益肾,利水泻毒。

处方：太子参 30g，生黄芪 30g，丹参 30g，车前子(包煎)30g，葶苈子 20g，泽泻 15g，泽兰 15g，当归 10g，麦门冬 10g，五味子 10g，紫苏梗 10g，香橼 10g，佛手 10g，水蛭 6g。

服上方后，诸症减轻。近 1 年来常自行取药服用。最近因头晕行头颅 CT 检查提示为腔隙性脑梗死，静脉滴注血塞通 20 天后头晕减轻。因家事繁忙，劳累过度，头晕复作，视物模糊，静脉滴注血塞通不能缓解，舌暗，脉沉弦。查 GFR 9ml/min，血肌酐 350μmol/L，尿素氮 20mmol/L。因患者心、脑、肾俱病，治宜通活血脉，调补气血。

处方：太子参 30g，生黄芪 20g，葶苈子 20g，丹参 20g，葛根 15g，当归 10g，天麻 10g，钩藤(后下)10g，香橼 10g，佛手 10g，枸杞子 10g，制大黄 10g，水蛭 6g。7 剂，每日 1 剂，水煎，分 2 次服用。另予血府逐瘀胶囊，每次 3 粒，每日 3 次，温水送服。

服上药后，头晕减轻，胸闷好转，视力改善，舌、脉同前。随后间断服用上方，生活可自理。复查血肌酐在 400μmol/L 左右，尿素氮在 22mmol/L 左右，嘱仍可间断服用上方。

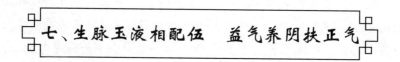

七、生脉玉液相配伍　益气养阴扶正气

【案例回顾】

我记得前年有一位张姓中年女子前来看病，记录中她自诉 6 年来经常口干口渴，小便量也变多了，胃口也变大了，经外院确诊为"2 型糖尿病、糖尿病肾病"，口服降糖药物等治疗，具体服用药物不详，患者自觉症状有所改善。但最近一段时间又出现双手麻木，乏力神疲，睡眠变差，大便偏干。察舌脉，舌体红苔薄白而干，脉弦细。给予她复查了相关指标，空腹血糖为 5.9mmol/L，尿蛋白及尿潜血均显示(+)。

西医诊断：2 型糖尿病，糖尿病肾病。

中医诊断：消渴。

辨证属虚火内盛，气阴两虚。治宜益气生津，养阴柔筋。方用生脉散、玉液汤加减。

处方：生黄芪 15g，党参 15g，麦门冬 15g，黄精 15g，石斛 15g，知母 15g，生地黄 15g，葛根 15g，鬼箭羽 15g，玉竹 10g，五味子 8g。12 剂，每日 1 剂，水煎服。

二诊：服上药后，双手麻木减轻，偶有口渴，舌体淡红，舌苔薄白，脉弦细。继服原方，巩固疗效。20 剂，每日 1 剂，水煎服。

【师生问答】

学生：老师，我们知道生脉散是益气养阴的一首名方，那玉液汤呢？

老师：玉液汤同名方约有 6 首。此所采用的玉液汤为治燥剂，出于《医学衷中参西录》，由生山药、生黄芪、知母、葛根、五味子、天花粉、生鸡内金组成，具有益气生津，固肾止渴的功效。主治消渴病。症见口渴引饮，饮水不解，小便频数量多，或小便混浊，困倦气短，脉虚细无力等。与《圣济总录》的玉液汤同名，组方却截然不同，后者以天南星、半夏两味组成，去痰涎，利胸膈，是治疗咳嗽咳痰的。

学生：噢，我还想问老师，对这位患者为什么采用益气养阴清热法？

老师：嗯，因为一般考虑上消多由于火，下消多属于虚。胃火偏盛，元气耗伤，阴液不足，心神失养，肠道失濡，故出现口渴、乏力、失眠、便干之症，故治疗应采用益气养阴清热法。

学生：对这位患者诸多临床症状中，出现手指发麻中医是怎么理解的呢？

老师：这个问题中医学认为糖尿病由火而生，又分虚火和实火。而无论虚实，日久又多耗伤气阴，累及肝肾，影响血脉，引起种种变证。本案患者由于元气不足，阴虚内热，四肢经络失于濡养，故出现双手发麻；舌暗红，苔薄白，脉弦细，则为气阴不足，血脉不畅之象。

学生：老师，对于中药、西药两种方法治疗糖尿病的疗效上，您是怎么看的，如果单纯运用中药呢？

老师：治疗糖尿病，单纯用中药往往血糖水平控制不理想，而单纯使用西药又常常会引起一些副作用，有时疗效也不稳定。所以我们往往采用中西药结合治疗的方法，这样可以兼扬所长，互补所短，效果更加理想。开封市中医院以纯中医药治疗糖尿病比较有经验，不妨有机会可去学习取经。

学生：嗯，既然是中西医结合治疗，我想疗程也不会很短，有时患者对于汤剂会难以坚持很久，那我们有哪些中成药可以代替吗？

老师：嗯，这个问题是得说一说。对于糖尿病肾病肾阴虚者，可选用六味地黄丸或者六味地黄胶囊，具有补肾滋阴的功效。肾阳虚者，则可选用金匮肾气丸或金匮肾气胶囊，具有温补肾阳的功效。慢性糖尿病肾病者，还可选用至灵胶囊，具有益肾补虚的功效。糖尿病肾病因脾虚腹泻者，可选用参苓白术丸，具有益气健脾的功效。有条件的话，还能将有效方自制成丸药。但总的原则还是辨证论治，针对个体化用药，切不可盲目乱服补肾药物。

学生：老师，我对中成药治疗糖尿病已有个大概的了解了，那有没有单方或者民间用方呢？

老师：嗯，有的。不妨介绍简单的2个药方。

1. 玉米车前饮

玉米须 50g，车前子 20g，甘草 10g，加水 500ml 煎取适量，去渣温服，每日 3 次。具有清热利湿之功效。用于湿热内蕴，小便不利者。

2. 徐长卿汤

徐长卿 15g，白茅根 12g，木通 6g，冬葵子 30g，滑石 60g，加水 500ml 煎取适量，去渣温服，每日 3 次。具有清热利湿之功效，适用于肾功能不全者。

学生：老师，对于针灸治疗糖尿病肾病，您有何看法？

老师：针灸属于中医治疗系统中的一个重要方法与手段，同中药、推拿、拔罐等一样，确实，针灸治疗可以改善症状，对疾病有效果，如体针、耳针的疗法，有简、便、廉、验的特点。

1. 体针疗法

（1）脾肾两虚

治则：治拟补益脾肾。

取穴：取脾俞、肾俞、中脘、足三里、三阴交等穴。

手法：以各穴均用平补平泻法，不留针，出针后隔姜灸或用艾条悬灸至皮肤呈红晕状，每日或隔日1次，10~15次为1疗程。

（2）水湿泛滥

治则：治拟温阳利水。

取穴：取脾俞、肾俞、气海、关元、水分、中脘、足三里等穴。

手法：以背部穴位均用捻转手法，不留针，出针后隔姜灸或用艾条悬灸，气海、关元、水分穴，针而灸之，能温肾利水，四肢穴平补平泻。

（3）肝肾阴虚

治则：治拟补益肝肾。

取穴：取风池、太冲、阳陵泉、曲池、侠溪、三阴交等穴。

手法：以上穴均可捻转结合提插泻法，间歇留针20~30分钟，血压过高、急躁失眠者加神门、合谷、足三里，强刺激，留针20~50分钟，三阴交捻转补法，每日1次。

2. 耳针疗法

（1）肾病综合征

取穴：取肾、膀胱、交感、神门、腹水等穴。

手法：可先用探针在相应耳穴区测得敏感压痛点，经常规消毒后，以左手固定耳部，右手持毫针迅速刺入，留针20~30分钟，每日1次。也可用王不留行籽在上述穴位压豆，每日按压3次，每次20分钟。

（2）肾性高血压

取穴：取肾、神门、皮质下等穴。

手法：可先用探针在相应耳穴区测得敏感压痛点，经常规消毒后，以左手固定耳部，右手持毫针迅速刺入，留针20~30分钟，每日1次，也可用王不留行籽在上述穴位压豆，每日压3次，每次20分钟。

第四章　糖尿病周围神经病变

糖尿病周围神经病变是指在排除其他原因的情况下，糖尿病患者出现与周围神经功能障碍相关的症状和/或体征。临床表现有皮肤呈对称性麻木或疼痛,有虫爬感或袜套样感觉,或烧灼、针刺或电击样疼痛,或有皮肤深浅感觉减退等,是导致足部溃疡、感染及坏疽的重要原因之一,严重影响患者的生活质量。中医学中属于"血痹""痹证""痿证"等范畴。

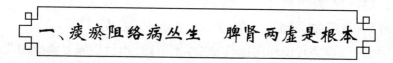

一、痰瘀阻络病丛生　脾肾两虚是根本

【案例回顾】

王某,女,退休教师,67岁,于2012年3月16日初诊。患者大约8年前,感觉到自己比以往要容易疲劳乏力,体重也下降至少5kg,同时还出现了口干口渴,饮水量增加。去医院检查,才发现自己血糖很高,被确诊为"2型糖尿病",先后服用过二甲双胍、格列吡嗪等降糖药物,治疗最初疗效还是挺显著的,但是服药2年后药物逐渐增量,但血糖控制不理想,血糖水平波动、时高时低,随后又出现了下肢麻木发凉疼痛,半夜甚至会被痛醒,人也感觉越来越累,乏力,一天到晚只想坐着躺着不动,两条腿软绵绵的,走不动路,曾经去某大医院就诊,用甲钴胺、硫辛酸注射液等以及针灸理疗治疗,都没能取得满意疗效。3个月前,患者发现自己双足背与多个足趾皮肤颜色苍白,走路更加困难,双下肢软弱无力、疼痛,伴有腰膝酸痛,于是前来就诊。

询问了既往史与家族史,该患者并没有其他特殊病史,但是其父亲有糖尿病史。

当时体检:面色萎黄,精神疲惫,BP140/95mmHg,BMI25(身高158cm,体重62kg),双下肢体发凉,触、温、痛觉反应迟钝以至消失,足趾颜色苍白,舌质暗红边有瘀斑,苔薄白,脉迟缓略涩。

理化检查:FBG 8.2mmol/L,PBG 11.2mmol/L,HbA1c 7.8%,TG 2.6mmol/L,LDL 4.3mmol/L,HDL 0.72mmol/L;肌电图显示腓神经传导速度减慢:左51.12m/s,右46.8m/s。

这位患者,是采用以中西医结合治疗。当时西药是予以诺和锐30R早16U、晚10U,餐时皮下注射,2次/d;阿卡波糖50mg,3次/d,餐时嚼服；阿托伐他汀钙片 20mg，1 次 /d，睡前口服等基础治疗。

中医辨证为脾肾亏虚，痰瘀阻络证。处方：

制附子 12g，炒白术 12g，干姜 10g，陈皮 15g，制半夏 9g，茯苓 15g，炒山药 12g，当归 10g，熟地黄 12g，赤芍 9g，川芎 10g，桃仁 9g，红花 9g，地龙 9g，玄胡 12g，炙甘草 6g。水煎早晚分服。

患者服 7 剂后，下肢麻木发凉疼痛有所减轻，大法不变，继予随症加减，配以羌活、独活、僵蚕、桂枝、白芍等祛风温阳和营通络，服药治疗 4 个月余，患者诸症较前减轻，门诊随访，病情尚稳定。

【师生问答】

学生：老师，这位患者是典型的糖尿病周围神经病变，我查阅了相关资料，了解到糖尿病周围神经病变与糖尿病肾病、眼病，习称糖尿病微血管病变的"三联病症"之一。在西医学中又称多发神经病变或末梢神经病变。多发生在中年以后，血糖控制不佳，或病程较长者，也有少数患者以神经病变为首发症状。近年来随着神经系统检测手段的不断提高，检出率由 20 世纪 70 年代的 4% 上升到 70%~90%，病变以下肢发生最早、最常见，其病预后不佳。且发患者数逐年增多，日益受到医学界的关注。

老师：嗯，你整理得很好，已说得很明了了。

学生：老师，从上述中药处方看确实是和脾肾亏虚、痰瘀阻络相契合的，患者的疗效也不错。那您能跟我们谈谈治疗的思路，糖尿病周围神经病变为什么从痰瘀的角度来论治？

老师：这位患者的中药处方思路是以温补脾肾，佐化痰瘀，取"病痰饮者，当温药和之"之意，以附子理中汤和活血化瘀经典方剂桃红四物汤化裁，诸药合用共达温补脾肾，豁痰化瘀通络止痛之功效。确实，临床效果也证明了用药是正确的。

肢体末端麻木、疼痛为糖尿病周围神经病变的主要临床表现之一。古代医家关于水瘀互为致病的论述颇多。《灵枢·邪客》说："营气者，泌其津液,注之于脉,化以为血,以营四末,内注五脏六腑",说明津液是血液的重要组成部分。津液病变,血液势必会受到影响。营卫充实,才能内灌五脏六腑,外注经络以营四肢。而张璐在《张氏医通》中指出:"营卫滞而不行则麻木……麻则属痰属虚,木则全属湿痰死血,一块不知痛痒,若木然是也"。可见,痰与本病关系密切,痰是由脏腑功能紊乱,水液代谢失常,导致津液不能正常输布排泄,积停于体内经络形成的病理产物。《医宗必读》说:"脾土虚湿,清气难升,浊气难降,留中滞膈,瘀而成痰"。素体脾虚湿盛或因过贪饮,脾气受伤,湿留化热,为湿热,或燥热内盛,灼津为痰,均可痰湿阻络。对"因瘀致痰"古代医家也有论述。正如唐容川曾说"血积既久亦能化为痰水。"说明血瘀阻络则可留滞为痰饮。张景岳说:"津液血败,皆化为痰"。诸位先贤之言,指明痰瘀可互为因果,痰瘀可同病。另外"津血同源"说明了津血之间存在着互生互化的关系,故一旦气机失常或其他原因招致津液疏布失调成痰或血液运行障碍成瘀,瘀是血行不畅或离经之血着而不去的病理表现,痰和瘀虽然不同,但都具有人体精血运化失常的病理反应,故痰瘀之间相互影响易致痰瘀同病。王清任说:"久病入络为瘀",《普济方》说:"凡病经多日,疗治不痊,须为之调血",强调慢性久病不愈者,可按血瘀治疗。我们在临床中发现糖尿病周围神经病变患者病程中消渴阴虚燥热,津液耗损,入脉之津液不足,甚者脉内津液外渗,血脉空虚,津枯血燥,血行缓慢,血滞脉络,形成血瘀。阳虚生内寒,寒则血凝,也导致瘀阻脉络,发生血瘀,因瘀致痰,痰瘀阻络,气血不能通达四肢,肌肉筋脉失于濡养,从而出现四肢麻木、疼痛之症。究其病机实质,正如《素问·阴阳应象大论》所述"清阳出上窍,浊阴出下窍,清阳发腠理,浊阴走五脏,清阳实四肢,浊阴归六腑"。五脏不足是本病的本质,痰瘀形成难化,多责之于脾肾二脏,脾肾两虚是本,而痰瘀之象是标。

学生:老师,您引经据典,看来从痰瘀角度来论治糖尿病周围神经病变是古已有之啊。那我们在治疗上要注意哪些呢? 中西医有哪些各自的特点吗?

老师:本病是糖尿病神经系统损害中最常见的一种形式,它的发病机制目前尚未完全阐明，普遍认为与高血糖引起的多元醇代谢旁路的开放、周围神经微血管病变及自身免疫紊乱有关。西医多使用醛糖还原酶抑制剂、钙通道阻滞剂、神经生长因子、抗氧化剂等，但疗效总体不够满意。中医学属宏观医学，强调整体观念、辨证论治，故中医药在治疗糖尿病周围神经病变方面有着良好的发展前景。中医学认为，本病是在消渴日久的基础上发展而来，久病脾虚，而脾主四肢，主肌肉，脾虚失其运化，聚湿蕴痰，痰阻脉络，气血运行不畅，四肢失于濡养，致麻木疼痛，正如《素问·太阴阳明论》所说："今脾病不能为胃行其津液，四肢不得禀水谷气，气日以衰，脉道不利，筋骨肌肉皆无气以生，故不用焉"。辨证当分虚实，病机为本虚标实，采用整体调节，标本兼顾原则，根据临床症状及体征不同，进行辨证论治，分清痰瘀程度，在治疗上，"见痰休治痰，治病必求本"，脾肾亏虚是糖尿病周围神经病变的根本，故温补脾肾是本病的关键，豁痰化瘀是本病的重要手段，究其病机实质，痰瘀形成与脾肾两脏密切相关。脾为生痰之源，脾病常与痰湿同患。肾中命火不足以温煦脾阳，则脾阳不运易聚湿生痰，最难骤化，病情缠绵，碍气碍血，加重病势，故强调谨守病机，化滞为通，临证必须在辨证论治的原则指导下，充分认识痰瘀病性，机圆法活，知常达变，找出辨证规律，发挥中医特色，对于提高治疗本病有较好的疗效。

应该说目前西医对糖尿病周围神经病变的治疗以积极严格地控制血糖，纠正脂代谢紊乱，合理配合调节神经病变制剂，可改善神经传导、感觉功能，对早期是可逆的，但中晚期疗效并不理想。而中医药对糖尿病周围神经病变的治疗具有独特优势，从整体出发，辨证论治，标本兼顾，不良反应小，价格低廉，且适于长期服用，糖尿病周围神经病变的病机涉及多个脏腑，有人提出本病本虚与脾肾关系密切，标实重视"痰瘀"，且为该病发病的主要病理因素。痰饮、瘀血都是脏腑功能失调的病理产物，追溯其本，痰来自津，瘀本于血，然人身之气、血、津液贵于流畅，津液的运行尤与气息息相关，正如《丹溪心法》中说："善治痰者不治痰而治气，气顺则一身之津液亦随之而顺矣"。而"痰瘀论治"的概念，在重视补脾肾的基础上，适时运用豁痰化瘀的治则，可提高临床应用的针对性和可操作性，更好地服务于患者。

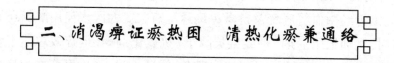

二、消渴痹证瘀热困 清热化瘀兼通络

【案例回顾】

2014年2月初,有一位64岁姓林的男性患者前来就诊。患者大约在2年前毫无征兆地出现口干多饮,因家中亲戚是医生,建议其前往医院就诊,当时查空腹血糖12.3mmol/L,诊断为"2型糖尿病",予口服"二甲双胍"治疗,血糖控制尚可,多次复查空腹血糖在7~8mmol/L之间,餐后2h血糖在9~10mmol/L之间。半年前,患者又出现了左上肢肢体麻木刺痛,当时未予重视,日趋严重。

经仔细询问病情,患者左上肢麻木刺痛,感觉障碍,偶有口干,倦怠乏力,心烦怕热,皮肤干燥,食纳可,夜寐欠安,小便正常,大便干结。察舌脉,舌淡紫黯,苔薄黄,脉弦涩。

辅助检查:糖化血红蛋白7.2%,空腹血糖7.8mmol/L,餐后2h血糖11.7mmol/L。

西医诊断:2型糖尿病、糖尿病周围神经病变。

中医诊断:消渴痹证(瘀热阻络证)。治以清热通络,凉血化瘀,方用清化瘀热方加减。

处方:生地黄10g,熟地黄10g,牡丹皮10g,赤芍10g,黄连6g,鬼箭羽15g,太子参15g,山茱萸10g,山药10g,地骨皮15g,地锦草15g,伸筋草15g,鸡血藤15g,桃仁10g,红花10g,甘草3g。14剂,水煎服,1剂/d,早、晚温服,并嘱患者监测血糖,控制饮食,定期运动,警惕低血糖风险。

【师生问答】

学生:老师,请问这位患者是病位在上肢的糖尿病周围神经病变,较下肢的少见。您从瘀热的角度进行论治,我想了解一下该患者的后续治疗情况,疗效能满意吗?

老师:好的。现在就来看看这位患者的复诊情况吧。

患者经服药2周后,左上肢麻木刺痛有所减轻,口干多饮、倦怠乏力、心烦怕热改善，大便正常。测空腹血糖 6.8mmol/L，餐后 2h 血糖 7.8mmol/L。予原方加用葛根 10g，川芎 10g，丹参 10g，并酌加桑寄生、续断、杜仲等补肝肾之品，28 剂，1 剂 /d，早晚温服。

服药 28 剂后的第三次复诊，患者自觉左侧肢体无麻木刺痛感，测空腹血糖 6.5mmol/L，餐后 2h 血糖 7.8mmol/L。继服原方治疗，诸恙皆缓。

学生：这位患者疗效不错呀，看来老师针对这位患者的辨证和用药还是中的的。请您能再具体说说这个"瘀热"话题吗？

老师：嗯，好的。糖尿病周围神经病变其最常见的症状为烧灼痛、电击或针刺样感觉、感觉异常、感觉过敏等。本病起病缓慢，患者感觉可逐渐减退或丧失从而导致手足烫伤或糖尿病足，给患者造成极大的痛苦，甚至使患者致残或截肢。

我们说"瘀热"中的"瘀"与"热"并非孤立存在，尤其在消渴病合并并发症时期，大多数患者同时表现为血热、血瘀并见，清热凉血与活血化瘀并用，效果甚佳。瘀热壅阻四肢脉络，气血不能达于四末，表现为肢体麻木，感觉减退，出现糖尿病周围神经病变。

瘀热与糖尿病周围神经病变的关系是有理论依据的。本病患者临床常表现为肢体的麻木、疼痛，随着病情进展会出现肌肉萎缩甚至发展为糖尿病足，此外患者可出现局部灼热感，口渴欲饮，唇甲青紫，大便干结，舌质紫黯，苔薄黄腻，脉细涩等特征，这些表现符合瘀热特征。瘀常表现为所在部位疼痛、发热、皮肤黏膜异常，舌质紫气、紫黯，或有瘀斑、瘀点；热易伤津液，多表现为口渴烦热，大便干结，小便短赤等。故本病的临床表现与瘀热密切相关。此外，本病病程长，病势缠绵难愈，也符合瘀热特征，正如《温热逢源》中说："热附血而愈觉缠绵，血得热而愈形胶固"，瘀热互结，病邪困于脉络，则疾病经久不愈。

糖尿病周围神经病变的病因与瘀热关系密切。众所周知，糖尿病周围神经病变为糖尿病日久所致。本病常伴随消渴而发，病位在肌肤脉络，内及肝、脾、肾。所谓久病必瘀，本病大多在消渴病发展至后期出现，故瘀血是本病的重要病理因素。现代研究也表明，血瘀贯穿于糖尿病周围神经病变发展的始终，而血瘀日久易化热，故而形成瘀热。消渴病以阴虚为本，随着病情进展，阴液愈加亏虚，阴愈虚则燥热愈盛，燥热愈盛则阴愈虚,阴液亏虚,血液浓缩,则血行滞缓,瘀血内生。瘀血与热邪互结,则成瘀热。瘀热为有形实邪,阻于脉络,不通则痛,可见局部肢体灼热刺痛,所以本病的发生与瘀热关系密切。

糖尿病周围神经病变的基本病机为瘀热阻络,但是日久仍会损及气阴。本病为本虚标实之证,瘀热互结型患者,以气阴亏虚为本,瘀热为标。瘀热可耗气伤津,日久气阴两虚。气阴两虚亦可致瘀热,气虚无力推动血行,则瘀血内生,瘀血不散,瘀久化热,则成瘀热;阴虚则燥热内生,耗伤津液,血液黏稠,血行滞缓,而成瘀热。故本病患者多表现为虚实夹杂之症。

学生:谢谢老师给我们分析得如此细致入微。那接下来的治法呢?

老师:对,看来你已经跟上临诊的节拍了。确实,我们可以总结,清热通络、凉血化瘀为本病的基本治法。

瘀热互结于内为本病的基本病机,采用"清热通络,凉血化瘀"大法治疗本病,我们自拟清化瘀热方,适用于具有肢体麻木刺痛,或局部伴有灼热感,口渴欲饮,唇甲青紫,大便干结,舌质紫黯,苔薄黄腻,脉细涩等特征的患者。该方由生地黄、牡丹皮、赤芍、鬼箭羽、黄连等组成。具有清热通络,凉血化瘀的功效。方中生地黄清热凉血,养阴生津,可治疗阴虚内热之消渴,牡丹皮、赤芍清热凉血、活血散瘀,两药共奏清化瘀热之功效;鬼箭羽味微苦涩,具有破血通经、杀虫散瘀的功效;黄连苦寒,可清热燥湿,泻火解毒。现代研究表明,鬼箭羽在降糖的同时,还可使全血黏度、血浆黏度、血细胞比容指标明显降低,此外其对胰岛 B 细胞亦具有一定的保护作用。黄连可明显改善胰岛素抵抗,生地黄具有改善胰岛 B 细胞功能,降低血液胰岛素抵抗水平,调节细胞葡萄糖自身平衡的作用。

具体的临床应用时,伴有肢体麻木、疼痛甚者,酌加鸡血藤、伸筋草、桃仁、红花等活血通络;若见气阴两虚表现,可加太子参、枸杞子、麦冬、玄参等益气养阴之品;若见阳虚表现,可酌加仙茅、仙灵脾等温阳之品。

学生:嗯,今天我们又学到了很多知识!老师,针对这位患者,我们

108

想来分析一下病因病机与方药配伍,好吗?

老师: 好的,这下正好测试一下你们掌握了多少。

学生: 从本案例患者老年男性,糖尿病日久出现周围神经病变,四诊合参,辨证属瘀热阻络,瘀热痹阻脉络,热伤津液,瘀血内结,治当清化瘀热,益气养阴。采用清化瘀热方加减治之。方中生地黄清热滋阴,赤芍、牡丹皮凉血散瘀,三药合用清除血中瘀热并滋阴;黄连清热燥湿,鬼箭羽破血散瘀,两药配伍清化瘀热。方中同时配伍熟地黄、山茱萸、山药、麦冬、太子参、五味子等益气养阴之品,并佐以鸡血藤、伸筋草、桃仁、红花活血通络。患者服药后口干多饮、倦怠乏力等症状好转,但仍留有肢体麻木症状,故加强活血化瘀之力,使脉络通畅后病情好转。

老师: 很好,掌握得不错!

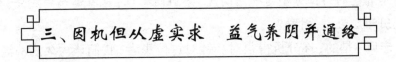

三、因机但从虚实求　益气养阴并通络

【案例回顾】

2014年2月初的一天,一位年已70岁的张姓男子由家属陪同前来就诊。我见他双足行走有些异样,面部表情痛苦,便问他是不是两只脚疼痛不适,他说双足和脚趾麻木疼痛已经半年多。追问病史,患者有"2型糖尿病"病史12年。大约半年多前出现双侧足趾麻木疼痛,开始并未特别重视,后来发现情况未减反增,便在某医院经各项相关检查诊为"糖尿病周围神经病变",曾服甲钴胺片、依帕司他等药治疗,但是症状无明显改善,家人见他病情发展,也十分焦急,向亲友打听,说中医药治疗效果可能不错,所以今天才来求诊。

经患者自己描述,自觉双足趾麻木疼痛,有像蚂蚁爬行的感觉,有时候疼痛又会像针扎一样,尤其到半夜的时候更加严重,整个人非常疲倦,口干不欲饮,还伴随有手足心热,大便偏干,基本要2天解一次。察其舌脉,舌质淡暗边有瘀点,舌边前少苔,中根白厚,脉沉细涩。

查体:双侧足趾肤色正常,局部皮肤痛觉减弱,跟腱反射减弱。

中医辨证属气阴两虚、瘀血阻络证。拟用益气养阴、活血通络法。处方：

黄芪 30g，生地黄 15g，玄参 15g，葛根 15g，苍术 10g，丹参 15g，益母草 15g，当归 10g，川芎 10g，鸡血藤 20g，全蝎 5g，穿山龙 15g，制草乌（先煎）10g，分心木 15g，蚕沙 15g，茯苓 15g。7 剂，水煎服。

此后守上方随症变化以蚕沙、分心木、全蝎、灵芝、黄连、黄精、蜈蚣、地龙、炙麻黄、制附子、细辛、桂枝、川牛膝、木瓜、独活、路路通、僵蚕等药物出入加减治疗 3 个月余，各种症状基本消失，血糖控制良好。

【师生问答】

学生：老师，您给我们分析过几个糖尿病周围神经病变的病例，有从瘀血论治的，有从痰瘀论治的，也有从瘀热论治的，好像都同瘀血有关。这位患者您的辨证分型是气阴两虚、瘀血阻络证，也有瘀血的成分，但是以气阴两虚为主，对吗？

老师：是的，你分析得很对。针对这位患者，我们认为久病消渴，其气必虚，阴液耗伤，气虚则无力推动血行，阴津亏损亦影响脉管充盈，而致血行不畅，瘀浊阻络，经络不荣则麻木，不通则疼痛，故见肢端足趾麻木、疼痛；阴虚日久而生内热，故见口干、手足心热、大便干。其舌脉亦为气阴两虚、瘀浊内阻之征象，故治疗以益气养阴、活血通络为法，方投以益气养阴通络方。本病的病位在肢体经络肌肉，补气多用黄芪，因其不仅能补气，亦能升阳、通阳，"走经络而益营……善达皮腠，专通肌表"，有些医家认为黄芪能补脏腑，尤善补经络，其补经络之力远胜人参，堪称经络补气之圣药。生地黄、玄参、葛根滋阴生津清热；苍术健脾燥湿化痰；丹参、益母草活血祛瘀生新；当归、川芎补血行气、活血化瘀；穿山龙活血通络；制草乌温经散寒、除湿止痛；茯苓健脾渗湿，祛邪而不伤正；鸡血藤行血补血、舒筋活络，因其为藤类药，以藤达络，引药直达病所；分心木、蚕沙是治疗糖尿病及其并发症常用的对药，据药理研究表明它们有降低血糖、血脂的作用；灵芝亦是治疗糖尿病的常用之药，其补气扶正，且有较好的降糖作用。另外，由于"久病入络"，还可选用全蝎、蜈蚣、地龙、僵蚕等虫类药，因虫类药搜剔筋骨、通经活络之力较植物药更强。临床还可根据病情变化及症状特点，随症加减用药，津伤热甚时酌加如黄连、黄精，寒甚时酌加麻黄、附子、细辛；上肢症重加桂枝；下肢症重加川牛膝、木瓜、独活等。本例患者通过以上益气养阴、活血通络治疗，取得了良好的疗效。

学生： 请问老师，像本例患者，他的病证又是如何形成的呢？

老师： 这个问题就要谈到病因病机的问题了。

中医无本病专用病名，根据糖尿病周围神经病变的临床表现，可归属于中医"痹证""血痹""五体痹""痿证"等范畴，现代一些文献、教材亦有"消渴病痹痿""消渴病痹证"之称，我们认为将此病称为"消渴病痹痿"可能更为贴切，既体现了本病的主要症状，又明确了本病与"消渴病"的关系。在长期的临床实践和理论研究中发现，糖尿病患者大多存在先天禀赋缺陷，又有后天各种因素，如忧思郁怒劳倦、过食肥甘厚味辛辣、过度安逸少动等相互作用下，发展为具有气阴两虚表现的糖尿病，久而又因失治误治，"久病入络"，导致血行不畅，瘀血内生，夹痰湿浊邪壅塞肢体经络肌肉而发为本病，正如《临证指南医案》指出："经主气，络主血……凡气血既久阻，血亦应病，循行之脉络自痹"。

本病基本病机可概括为"五脏柔弱，内热熏蒸，伤津耗气，血稠液浓，瘀血阻络"。其病位在经络肌肉，病变脏腑与五脏均有关，但以脾、肾两脏尤为关键。脾为后天之本，居于中州，乃气血生化之源、气机升降出入之枢，主运化水湿，是津液生化输布之枢机，五脏六腑、四肢百骸皆禀气于脾胃。消渴患者由于饮食不节，过食肥甘厚味，损伤脾胃，或忧思劳倦损伤脾胃，加之消渴病日久损伤脾胃，脾失健运，津液输布异常，水湿内停，水聚为饮，饮凝成痰，痹阻经络。同时，脾虚水谷精微不能生化输布而聚集酿痰，加之阴虚燥热灼津为痰，痰浊凝聚，阻塞经络，正如李中梓在《医宗必读》所说"惟脾土虚弱，清者难升，浊者难降，留中滞膈，凝聚为痰"。脾主肌肉，《黄帝内经》中就载有："四肢皆禀气于胃，而不得至经，必因于脾，乃得禀也。今脾病不能为胃行其津液，四肢不得禀水谷气，气日以衰，脉道不利，筋骨肌肉皆无气以生，故不用焉。"因此脾虚肌肉失养，日久亦并发肌肉萎缩无力。肾为先天之本，主水藏精，五脏柔弱，先天禀赋缺陷，又以肾最为关键。"五脏之伤，穷必及肾",素体肾阴不足或久病肾阴亏虚则虚火内生,水亏不济,火热内亢,并在促成内热的各种因素如郁怒、过食肥甘辛辣等参与下造成内热熏蒸、伤津耗气、血稠液浓而致血行不畅,瘀血阻络,正如王清任说过:"元气既虚,必不能达于血管,血管无气必停留而瘀,因此肾气虚损,血行无力,瘀血内滞"。

学生: 老师,那既然是以气阴不足为本为主,那在治疗的时候应该更重视补益气阴吗?

老师: 是的,但是我们也强调标本兼顾。具体可以这样说,"治病必求于本",对于糖尿病本病的治疗,我们提出"权衡邪正盛衰,斟酌清养主次,抓住胃腑肾脏,主要采用甘润药,重视合并阳伤损气,养阴不忘补气,详察继发病症,治标治本兼顾"这一总体指导思想。糖尿病周围神经病变作为糖尿病的继发之病,其病机演变也遵循糖尿病的发展规律,为本虚标实、虚实夹杂之证,以气阴两虚为本,以瘀痰湿浊之邪阻络为标。治疗应以标本兼顾为原则,扶正与祛邪并举,使"扶正不留邪,祛邪不伤正",方能取得佳效。

在治法上,要求立足于"益气养阴、活血通络"。我们认为气阴两虚、血瘀贯穿在糖尿病的全过程,糖尿病周围神经病变是其瘀在肢体经络肌肉的具体表现。在糖尿病周围神经病变的发生发展过程中,气阴两虚与瘀浊阻络互为因果而使病情呈恶性循环式加重。一方面气虚推动无力,阴津亏损肢体经络失濡而瘀滞更重,另一方面瘀浊不去又使气阴难复。气阴两虚是糖尿病及糖尿病周围神经病变的基本病机,瘀浊内阻是糖尿病周围神经病变发生发展的重要因素。气为血帅,气行则血行,气虚不能推动血液运行,血液停滞成为瘀血;阴液不足,阴虚燥热,煎熬津液,津亏液少更甚,津血同源,互相滋生,津亏则不能载血畅行而致瘀血;痰湿浊邪亦为气阴两虚导致的病理产物,气虚不能行津,津停为痰,阴虚虚火灼液为痰;脾肾气虚,对水液蒸腾、气化、输布的功能失司,以致水湿停聚,湿浊潴留。

学生: 谢谢老师讲得那么具体!我们看到初诊的处方一共由16味药物组成,请问老师,这个是针对"气阴不足、瘀血内阻证"的基本组方吗?

老师: 是的,可以这么说。一般的基本组方由黄芪、生地黄、玄参、葛根、苍术、丹参、益母草、当归、川芎、穿山龙、制草乌组成。方中黄芪味甘，微温，入脾、肺经，取其升发之性，补气力强又能升阳，以助脾之升清，复其散精输布之力；生地黄味甘，性寒，入心、肝、肾经，滋阴生津清热，两者益气养阴，共为君药；玄参、葛根滋阴清热、生津止渴，为臣药；苍术健脾燥湿化痰；当归补血活血行瘀；川芎行气活血化瘀；穿山龙活血通络；丹参、益母草活血祛瘀生新；制草乌温经散寒、除湿止痛，以上诸药共为佐药；其中川芎为血中之气药，走而不守，可上行巅顶，下彻血海，旁达四肢，通行十二经脉，引药直达病所，兼为使药。诸药合用，共奏益气养阴、活血通络之功。

另外，还应根据临床病情变化及兼症情况加减用药。如气虚重者，可酌加人参、党参或太子参；阴虚为甚者，可增麦冬、五味子、黄精等；伴有肢体抽搐、疼痛者，增用全蝎、蜈蚣、地龙；如有肢体冷痛明显，酌加炙麻黄、制附子、细辛；上肢症重者，酌加桑枝、桂枝；下肢症重者，酌加川牛膝、木瓜；麻木如蚁行者，酌加独活、防风、僵蚕；若湿浊重者，可酌加半夏、茯苓、蚕沙等。

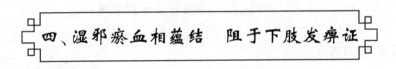

四、湿邪瘀血相蕴结　阻于下肢发痹证

【案例回顾】

本例是一位女性患者，年已 70 旬，也是位"糖友"，2 型糖尿病病史 13 年。就诊时，诉自觉双下肢麻木疼痛，伴发凉发冷，足踝部轻微浮肿，另外感觉全身疲乏无力，口干舌燥但饮水不多。

经仔细看了她的舌象，舌质淡暗，苔白腻，脉象沉滑。相关的检查，空腹血糖为 7.3mmol/L，肌电图显示双下肢神经传导速度减慢，符合糖尿病周围神经病变。

西医诊断：2 型糖尿病并周围神经病变。

中医诊断：消渴病痹证。证属湿瘀阻络，治则除湿化瘀。方选加味苍柏散加减。

处方：苍术 10g，白术 10g，防己 10g，薏苡仁 30g，海桐皮 10g，牛膝 15g，木瓜 10g，羌活 10g，独活 10g，当归 10g，川芎 9g，赤芍 9g，片姜黄

10g，威灵仙 15g，槟榔 10g。

另用中药 1 号方熏洗足浴配合治疗。考虑患者家住外地，来往不便，故初诊开具了 1 个月的中药。

服药 1 个月加足浴熏洗后，患者来此探亲小住，复诊时告诉说双下肢已无麻木疼痛，足踝部按压无浮肿，略感小腿及足底发凉。再察舌，舌苔已全消，予原方加制附片 10g，桂枝 9g 以温通经脉，7 剂。1 周后三诊，诸症继续好转，嘱患者按首诊原方继续服用 2 周以巩固疗效。

从组方中苍术、白术、薏苡仁祛湿健脾，当归、川芎、赤芍活血调血，羌活、独活利关节、散风湿；海桐皮、威灵仙祛风湿、通络止痛；防己、木瓜酸温化湿行水；槟榔辛苦性温，沉重性坠，直达下焦，降浊泄壅；姜黄破血行气，通经止痛；牛膝活血化瘀，引诸药下行，药达病所。根据叶天士"络以辛为泄"的著名论点，足浴方中加花椒，辛香通络，并走窜引经，引诸药达到络病之所，并能制约入血药物凝固之弊端，能温中散寒除湿，解郁，止痛，《药性论》说，花椒能"治恶风遍身四肢顽痹，口齿浮肿摇动"。《本草便读》说："凡藤蔓之属，皆可通经入络"，故方中加入藤类活血通络药物，如鸡血藤、络石藤等。诸药内外合用，使局部寒、湿、瘀等浊邪尽散，气血通畅，脉络得以畅通，凉麻疼痛等症自然缓解。

【师生问答】

学生：老师，这位患者证候考虑的是湿瘀阻络，与我们提到过的痰瘀阻滞相类似吧？

老师：是的，是有类似的地方，这个也要从病因病机来讲。

在《中藏经》有载："或痛，或痒，或麻，或急，或缓而不能收持，或拳而不能舒张，或行立艰难……或上不通于下，或下不通于上，或六腑闭塞，或左右手疼痛……种种诸症，皆出于痹也"。《丹溪心法》载消渴："肾虚受之，腿膝枯细，骨节酸疼"。消渴病或因饮食不节，过食肥甘，积热内蕴，化燥伤津；或因情志失调，气机郁滞，进而化火；或因劳欲过度，损耗阴精，致阴虚火旺。我们认为以上病因均可导致阴津耗伤，燥热偏盛，发为消渴。消渴日久，或肺失通调，或脾不能散精化气，或肾与膀胱失于气化，水液代谢失调，聚湿为痰。另外，消渴病阴虚内热，耗津灼液，可致瘀血内阻。血瘀、痰湿又可相互转化，痰湿、瘀血既成，则阻碍气血正常运行,络脉细而气血运行较缓,终致痰瘀交阻,络道闭塞,形成痹证。本病临床以肢端发凉、麻木、疼痛甚至肌肉萎缩为主要临床表现。该病早期呈相对可逆性,后期发展为顽固性难治性神经损伤。

我们认为本病大多属本虚标实证,病机以气阴亏虚为本,痰瘀阻络为标,阴虚是本病发病的关键,气虚是迁延不愈的症结,血瘀是造成本病的主要原因,痰湿是不可忽视的致病因素,病位在肢体络脉。

学生:那老师从您多年临床经验来看,对于糖尿病周围神经病变,常见的分型有哪些呢?

老师:根据多年临床经验的积累和资料的复习,我们认为糖尿病周围神经病变当以气阴两虚为本,痰瘀阻络为标,并且瘀血作为病理产物始终贯穿糖尿病周围神经病变的整个过程。临证首先需辨别虚实,实证起病急,病程短,指端或足趾麻木、疼痛明显,感觉异常,活动不利;虚证发病缓,病程长,局部疼痛轻微,四肢指(趾)端麻木、蚁走感、震颤、拘挛、小腿抽筋,常有反复发作史。本病病情错综复杂,单纯实证或纯虚证少见,多虚实夹杂或兼有其他症状。因此,临床治疗中应审因度势,因证变法,不可拘泥于理论上。最常见的有3种证型,即气虚血瘀、阴虚血瘀、湿瘀阻络。

学生:本案例患者是属于湿瘀阻络型的,我进行了证型和方药的总结,想请老师看看是否正确。

老师:好的,你来试讲一下。

学生:本湿瘀阻络型证见手足麻木、周身困重,下肢肿胀疼痛,肤色紫暗,胸闷腹胀,午后加重,舌质淡暗,或瘀斑,苔白或厚腻,脉滑。治则除湿化瘀,方选加味苍柏散加减。

处方:苍术10g,白术10g,黄柏10g,防己10g,薏苡仁30g,海桐皮10g,牛膝15g,槟榔10g,木瓜10g,羌活10g,独活10g,当归10g,川芎9g,赤芍9g,牛膝15g。

加减:若下肢肿胀较甚,加猪苓10g,五加皮10g,冬瓜皮30g;若瘀血较重,加水蛭6g,红花9g,鸡血藤10g。

老师:嗯,归纳不错,基本到位。

学生：老师，我对中药熏洗1号方比较有兴趣，您能讲一下吗？

老师：好的。确实，中药熏洗与中药内服，内外合治，能提高临床疗效。在内服中药的同时，常常配合应用1号方或2号方，通过中药足浴使药物有效成分通过皮肤腠理及毛细血管吸收，使气血经络畅通，改善循环。若有四肢不温的患者，则必加入花椒以辛散透达。

1.1 号方

组成：红花10g，川芎9g，当归20g，木瓜9g，络石藤12g，苏木10g，骨碎补10g，制川乌5g，制草乌5g，牛膝9g，鸡血藤20g，伸筋草20g，花椒10g。

此方适用于气虚寒凝血瘀型。多见于双下肢麻木疼痛、夜间痛甚、四肢不温、肢体无力、不能久站的患者。

2.2 号方

组成：红花10g，川芎9g，当归20g，赤芍10g，地龙9g，路路通10g，秦艽15g，海桐皮15g，络石藤30g，钩藤30g，白蒺藜15g，何首乌10g。

此方适用于阴虚湿瘀互结型。多见于双下肢肿胀疼痛，肢端麻木、拘挛、震颤、抽筋的患者。

学生：老师，上面介绍了中药熏洗方对内病外治，内外合治有一定疗效，对于糖尿病周围神经病变如何来干预？

老师：糖尿病周围神经病变的发病缓慢而隐匿，有些患者出现症状相对较晚，一大部分患者是住院时通过检查肌电图显示周围神经传导速度减慢，或做膀胱B超显示膀胱残余尿量增多而发现和诊断的。那么我们治疗此病，应秉承中医"不治已病治未病"的思想，注重早期干预和宣传教育。因为早期发现较难，但治疗相对容易而可逆，发展到后期就成为顽固而难治性的神经损伤，所以在门诊时应告诉患者坚持每天温水泡脚，自我体验双下肢有无感觉减退，并辨证予以中药口服扶正祛邪，极早清除"痰湿""瘀血"等病理产物，预防消渴病痹证的发生。

血瘀既是糖尿病周围神经病变的病理产物，又是该病的主要致病病因，血瘀症状贯穿糖尿病周围神经病变的整个过程中。在治疗糖尿病周围神经病变时，组方药物里面常包含有四物汤的成分。此外，还可选用桃仁、红花、牛膝、三七粉、水蛭、鬼箭羽、鸡血藤、苏木等活血之品以加强活血化瘀力度。因大量临证经验已证实,活血类药物可替代西医治疗中的改善循环和营养神经治疗。

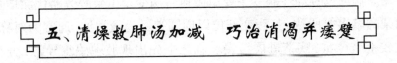

五、清燥救肺汤加减 巧治消渴并痿躄

【案例回顾】

一位 65 岁的男子由家人陪同前来就诊。据其妻子讲述,患者确诊"2 型糖尿病"已有 6 年,长期服用格列本脲、消渴丸等治疗。6 年来空腹血糖一直在 9.4~13.3mmol/L 之间,尿糖(+)~(+++),口渴、尿多症状长期不减,严重的时候甚至可以用狂饮来形容,食量自行控制在每日 250~300g 主食,大便也长期很干燥难解,经常 1 个星期左右才能解一次大便,这让患者非常痛苦。近 2 年来患者发现自己两下肢逐渐行走无力,尤其是近 2 个月来必须要家人扶持方能行走,同时消渴诸症不见减轻反而有加剧之势。

刻诊:形体消瘦,肌肤干燥,手足皲裂,两下肢痿软,舌苔薄白,舌红少津,脉濡数寸大。肌力Ⅲ~Ⅳ级,膝反射及跟腱反射迟钝,浅感觉正常。

查空腹血糖 11.8mmol/L,尿糖阳性。胸透、心电图检查均提示为正常。

西医诊断:糖尿病并发下肢神经病变。

中医诊断:消渴、痿躄。

辨证为肺肾阴虚,内热伤津。治宜清热养阴,布津润燥。方用清燥救肺汤加减。

处方:生石膏 30g,党参 15g,麦门冬 15g,阿胶(烊化)15g、玉竹 15g,天花粉 15g,知母 10g,桑叶 10g,胡麻仁 15g,牛膝 10g。一日 1 剂,水煎,分 2 次服用。

【师生问答】

学生:老师,我们了解了糖尿病周围神经病变的概念,您能给我们再详细说说吗？

老师：好的。说到糖尿病周围神经性病变似乎多些西医学的术语吧，共同来复习一下。

糖尿病周围神经性病变主要由微血管病变及山梨醇旁路代谢增强以及山梨醇增多等所致，其病变部位以周围神经为最常见，通常为对称性，下肢较上肢严重，病情进展缓慢。临床上先出现肢端感觉异常，分布如袜子或手套状，伴有麻木、针刺、灼热或如踏棉垫感，有时伴有痛觉过敏。随后有肢痛，呈隐痛、刺痛或烧灼样痛，夜间及寒冷季节加重。后期可有运动神经受累，出现肌张力减弱，肌力减弱以致肌萎缩和瘫痪。肌萎缩多见于手、足小肌肉和大腿肌。检查发现早期腱反射亢进，后期减弱或消失，震动感减弱或消失，触觉和温度觉亦有不同程度降低。在临床症状出现前，电生理检查已可发现感觉和运动神经传导速度减慢。单一外周神经损害不常发生，主要累及脑神经，其中以动眼神经麻痹较为常见，其次为外展神经麻痹，有自发缓解趋向。自主神经病变也较为常见，并可较早出现，影响胃肠、心血管、泌尿系统和性器官功能。临床表现有瞳孔改变（缩小且不规则、光反射消失、调节反射存在）和排汗异常（无汗、少汗或多汗），胃排空延迟、腹泻（饭后或午夜）、便秘等胃肠功能失调，直立性低血压、持续心动过速、心搏间距延长等心血管神经功能失常，以及残尿量增加、尿失禁、尿潴留、逆向射精、阳痿等。

学生：老师，请问是根据什么判断这位患者属于阴虚夹燥热证的呢？理论的源头是在《黄帝内经》吗？

老师：嗯，是的。在《黄帝内经》中就有以"燥生痿躄"立论的，认为消渴病燥热先病为本，痿躄燥热后病为标，《黄帝内经》本有明训。《素问·痿论》说："五脏使人痿何也……肺热叶焦，则皮毛虚弱急薄，著则生痿躄也；心气热，则下脉厥而上，上则下脉虚，虚则生脉痿，枢折挈，胫纵而不任地也；肝气热，则胆泄口苦筋膜干，筋膜干则筋急而挛，发为筋痿；脾气热，则胃干而渴，肌肉不仁发为肉痿；肾气热，则腰脊不举，骨枯而髓减，发为骨痿。"其中，"枢折挈"即关节弯曲抽挈，"胫纵不任地"即腿软不能站立，"筋急而挛"即筋肉紧张痉挛，"肉痿"即肌肉萎缩，"腰脊不举"即腰脊不能伸展，都是神经病变的临床表现。

学生：老师,您用的是清燥救肺汤加减?

老师：是的,这首方剂是由喻嘉言所创,临床可用于治疗消渴、痿躄。消渴病五脏亏损,燥热内生,早期表现常以燥热伤津为主而见小便无度、口渴引饮、消谷善饥等症。大便燥结亦是早期常见的自主神经功能障碍的临床见症,有时非常顽固,继之出现汗出偏沮、肢体麻木、下肢痿软等脊髓或周围神经病变,古人称之为痿躄。其病机虽很复杂,但五脏热盛伤津,精气不能正常布化是本病的原因,这与消渴病五脏亏损、燥热内生病机是一致的。临床常见形体消瘦,肌肤甲错,脉数而躁等肺、脾、胃、肾燥热消灼的脉证。一旦出现,沉痼难疗,非一两剂药可以挽回,不可仅用活血舒筋舍本治标,或治标伤本。当宜清热养阴,布津润燥,标本同治,长期服用。

学生：请问该患者的治疗效果如何?

老师：通过治疗患者临床表现得到好转,同时实验室复查血糖也降下来了。具体的情况是这样的:

上方加减共服用2个月后,5月12日查空腹血糖8.2mmol/L,6月6日查空腹血糖7.2mmol/L,8月2日查空腹血糖6.9mmol/L,10月4日查血糖7.1mmol/L。患者自己用市售尿糖试纸自测尿糖,自用药2周以后一直为(－)~(＋)。两下肢渐有力,能自行行走,肌力Ⅳ~Ⅴ级,膝腱反射及跟腱反射正常,病情得到控制。

第五章　糖尿病其他并发症

糖尿病的常见并发症有以下几种:

1. 糖尿病酮症酸中毒

糖尿病酮症酸中毒是由于胰岛素活性重度缺乏及升糖激素不适当升高,引起糖、脂肪和蛋白质代谢紊乱,以致水、电解质和酸碱平衡失调,出现以高血糖、酮症、代谢性酸中毒和脱水为主要表现的临床综合征。

2. 高渗性高血糖状态

高渗性高血糖状态多发生于那些已有数周多尿、体重减轻和饮食减少病史的老年 2 型糖尿病患者,指上述患者最终出现的神经错乱、昏睡或昏迷的状态。临床上多表现为严重高血糖而基本上无酮症酸中毒,表现为血浆渗透压升高、失水和意识障碍等精神神经系统症状。

3. 乳酸性酸中毒

乳酸性酸中毒是由于各种原因导致组织缺氧,乳酸生成过多,或由于肝的病变致使乳酸利用减少,清除障碍,血乳酸浓度明显升高引起,多发生于伴有全身性疾病或者大量服用双胍类药物的患者。

4. 糖尿病心血管并发症

糖尿病心血管并发症包括心脏和大血管上的微血管病变、心肌病变、心脏自主神经病变和冠心病。1 型或 2 型糖尿病患者心血管并发症的危险性明显增加,外周动脉病变、充血性心力衰竭、冠状动脉疾病、心肌梗死和猝死风险增高 1~5 倍。心血管病变是 2 型糖尿病患者的主要死亡原因,也是糖尿病直接和间接费用增加的主要原因。临床可表现为心绞痛、心肌梗死、充血性心力衰竭、心源性休克、心律失常、猝死等,但糖尿病患者存在自主神经病变,在临床上无症状的冠心病常见,有时亦表现为疲乏、胃肠道症状、劳力性呼吸困难等非典型症状。由于糖尿病患者冠状动脉狭窄程度严重,冠状动脉常为弥漫性病变,预后比非糖尿病患者差。

5. 糖尿病性脑血管病

糖尿病性脑血管病是指由糖尿病所并发的脑血管病,在糖、脂肪、蛋白质等代谢紊乱的基础上,所产生的颅内大血管和微血管病变。糖尿病特别是 2 型糖尿病患者,约有 20%~40% 最终要发生脑血管病,并成为糖尿病主要死亡原因之一。临床上主要表现为脑动脉硬化、缺血性脑血管病、脑出血、脑萎缩等。

6. 糖尿病神经病变

糖尿病神经病变是糖尿病的主要慢性并发症之一,其最常见的类型为慢性远端对称性感觉运动性多发性神经病变和自主神经病变,部分糖尿病患者在新诊断时已存在糖尿病周围神经病变而常被漏诊,不能不引起注意。

7. 糖尿病视网膜病变

糖尿病视网膜病变属于微血管病变,包括各种各样病理性视网膜病变,是糖尿病常见慢性并发症之一。糖尿病患者致盲概率比非糖尿病患者高25倍,突显了问题的严重性。临床表现轻重不一,进展速度也不一,还受是否合并白内障、青光眼等其他眼部疾病的影响。视力的改变为本病的主要临床表现,与视网膜病变的程度和部位有关。

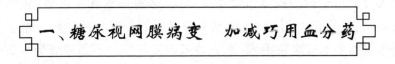

一、糖尿视网膜病变 加减巧用血分药

【案例回顾】

有一位左眼几乎失明的中年女性患者来我这里就诊。据她说经饮食控制及口服西药降糖治疗,血糖控制不稳定,双目视力逐渐下降。1年前曾去眼科就诊,检查为糖尿病性视网膜病变Ⅳ期,行氩激光治疗3个月。7个月前因负重物导致左眼底大出血,现左眼仅有光感和可见手动,当时眼科检查发现左眼底有条状出血,视乳头呈增殖性玻璃体视网膜病变,其他部分被混浊的玻璃体所覆盖。经用肾上腺色腙片、芦丁等治疗。昨日眼科检查视力右眼0.1,左眼仅见手动,右眼底出血较前吸收,颞下增殖膜伴血管。左眼仅见机化膜、玻璃体混浊。目前口服格列本脲2.5mg/d。复查空腹血糖8.43mmol/L,午餐后2小时血糖9.76mmol/L,尿糖(-)。

刻诊:右眼视物模糊不清,左眼仅有光感和手动。患者多年来大便一直秘结,靠服泻药排便。察舌脉,舌淡苔薄白,脉弦细。

证属气阴两伤,肝肾不足,瘀阻目络。治宜益气养阴,滋补肝肾,活血止血。方用降糖对药方加味。

处方:生黄芪30g,生地黄30g,苍术15g,玄参30g,葛根15g,丹参30g,川芎10g,白芷10g,谷精草10g,密蒙花10g,青葙子10g,木贼草10g,草决明30g,丹皮15g,制首乌15g,女贞子15g,当归15g,白芍15g。水煎服,一日1剂。

【师生问答】

学生:老师,糖尿病视网膜病变临床很常见,请您大致介绍一下。

老师:好的。糖尿病视网膜病变是糖尿病严重并发症之一。有资料表明,糖尿病视网膜病变是欧美各国四大致盲眼病之一。国内近年糖尿病患病率大约为 1%，1/4 的糖尿病患者有糖尿病视网膜病变，其中约 5%有增生性视网膜病变。目前糖尿病视网膜病变致盲率仍呈上升趋势，且其危险性直接与糖尿病病程及其严重程度有关。本病主要病理改变为黄斑水肿、新生血管形成和毛细血管闭塞等。其发病机制尚不完全清楚，一般认为是由于视网膜微血管系统受损，多种因素如高血糖、蛋白质非酶糖基化、氧自由基形成、血流动力学障碍等相互作用而致。由于近年玻璃体切割手术等眼科手术、激光技术以及药物的不断发展为本病的治疗带来很大进步，虽不能完全阻止病情发展，但目前对其治疗的研究也取得了一定的进展。

学生：老师，您说的这些是西医学的定义和研究，那中医是怎么理解这个病的呢？

老师：好。糖尿病性视网膜病变属于中医学之血灌瞳神或暴盲的范畴，若发生增殖性视网膜病变，视网膜上出现新生血管，则可引起玻璃体积血、纤维组织增生、视网膜剥离等严重后果，是导致失明的重要原因。

中医学认为本病的病机主要是气阴两虚，肝肾阴亏，瘀阻目络。糖尿病以气阴两虚为本，气虚不运或阴虚血滞均可产生瘀血，又因肝藏血，肾藏精，肝肾同源，肝开窍于目，目得血而能视，故临床常以益气养阴，滋补肝肾，活血止血为原则。

学生：老师，那据我所知这个疾病发展过程中眼底出血是很棘手的问题，本案例患者在治疗过程中也有类似情况反复吗？

老师：是的。本案例系糖尿病性视网膜病变晚期，虽经氩激光治疗，但双眼底仍反复出血，右眼视力严重下降，左眼已近失明，经治疗后终使左眼复明，右眼出血控制，血糖正常疗效巩固，确实费了一番周折。具体后续诊治过程是：

初诊方 10 剂服后，大便较畅，查空腹血糖 7.6mmol/L，午餐后 2 小时血糖 6.65mmol/L。15 日后自觉右眼视力又下降，眼科查右眼视力 0.06，左眼仅见手动。眼底检查：右眼颞下机化团处出血，视盘上下方玻璃体条形出血混浊，黄斑小圆点出血，中心光不清。左眼颞侧机化团盘斑间变薄。此时仍守前法，加重凉血止血的药物。

处方：生黄芪 30g，生地黄 30g，苍术 15g，玄参 30g，葛根 15g，丹参 30g，黄芩 10g，黄连 5g，川芎 10g，白芷 10g，菊花 10g，青葙子 10g，谷精草 10g，密蒙花 10g，草决明 30g，枸杞子 10g，白芍 15g，大小蓟各 10g。水煎服，一日 1 剂。

三诊：服上方 2 个月余，右眼视物较前清晰，左眼突然复明，视力检查右眼 0.07，左眼 0.04。继以上方随症加生大黄、三七粉、生蒲黄、茺蔚子等。

四诊：续服上方 1 个月，视力进一步恢复。眼科复查双眼视力均为 0.1，眼底可见激光斑，未见出血。空腹血糖 6.27mmol/L，午餐后 2 小时血糖 7.44mmol/L。遂将原方配制水丸长服以图巩固，随诊至今，未见反复。

学生：老师，处方中用了"降糖对药方"，这个药方是祝谌予先生所创的那个"降糖对药方"吗？

老师：是的。我们知道，祝谌予先生师从北京四大名医之一施今墨，这个药方是在其师降糖对药"苍术配元参、黄芪配山药"的基础上进行改良的。祝氏"降糖对药方"一般组方和用量是：

生黄芪 30g，生地黄 30g，苍术 15g，元参 20g，葛根 15g，丹参 30g。

方中生黄芪配生地黄，取生黄芪的补中益气、升阳、紧腠理，配生地黄的滋阴凉血、补肾固精以防止饮食精微漏泄；用苍术治糖尿病是取其敛脾精的作用，苍术虽燥，但伍元参之润，可展其长而制其短。黄芪益气，生地黄养阴；黄芪、苍术补气健脾，生地黄、元参滋阴固肾，总以脾肾为重点，从先天、后天两脏入手，扶正培本。三组对药中黄芪配生地黄，苍术配元参，益气养阴治其本，使气阴得复，气帅血行，阴津充足，气血流通；又丹参配葛根活血化瘀以治标，去瘀生新和益气养阴相辅相成，标本同治，收到了气阴双补、活血化瘀之功。

学生：本案例确实一波三折，老师用药也十足体现了随症加减，请问老师本病在用药加减上有什么特殊性吗？

老师：糖尿病视网膜病变在早期病变出现视物不清、视力下降者常用降糖对药方加川芎、白芷、菊花、青葙子、谷精草、密蒙花以益气养阴，活血化瘀，祛风明目；晚期病变由于眼底出血，视物发红甚或失明者，常加大小蓟、茜草根、三七粉、生蒲黄、槐花以止血凉血，活血消瘀。大便干燥，视物模糊常加当归、白芍、制首乌、女贞子、草决明以滋补肝肾，养血明目，润肠通便。

但治疗糖尿病眼底出血不宜恣用敛涩止血之药，因瘀血阻络则血不循经而外溢，瘀血不去则新血不生，故习用川芎、白芷、菊花、大蓟、茜草根、槐花、生蒲黄、三七粉等辛凉散风，化瘀止血之品，有助于出血吸收，防止机化物的形成，以免再次出血。

学生：老师，既然糖尿病眼部病变会直接影响到患者的生活质量，那怎样在生活中进行预防呢？

老师：这个问题提得好。糖尿病患者我们要求特别注意眼睛的保护，预防眼部并发症的发生，在日常生活中要做到以下几点：

1. 严格控制血糖，尽量将血压控制在正常范围内，同时积极调整血脂紊乱。

2. 保持饮食平衡，保持良好的心理状态。

3. 戒烟。

4. 定期到眼科检查。在初次发现糖尿病时，应对眼睛进行全面检查，包括视力、晶状体、眼底等，以后每年复查一次；有视网膜病变者，应每3个月复查一次或随时预约复诊。

5. 如突然发现视力下降、不能解释的眼病、眼压增高或失明，应尽快就医，千万不要拖延时间。

6. 已确诊为糖尿病眼病的患者，不可进行剧烈运动，以防止眼压增高。

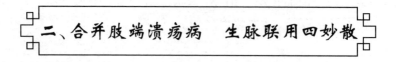

二、合并肢端溃疡病　生脉联用四妙散

【案例回顾】

2004年6月5日，病房收治了一位刘姓男子。根据患者描述，他有2型糖尿病病史10多年了，但没有正规治疗过，服药很随意。1个星期前他突然发现自己双脚出现几个水疱，然后就自行用针挑破，后来逐渐出

现双脚红肿溃烂，同时食欲差，出现恶心干呕等症状。

入院时，神疲乏力，面白少华，消瘦，视物不清，口干，纳差，四肢麻木，双足皮肤红肿溃烂，夜寐差，二便尚调。舌淡暗嫩红、苔白，脉沉细。

检查：双足背、足趾间及双足外侧可见多处红肿溃疡、脓液渗出，足趾尤甚，足底部2/3皮肤呈焦黑色，足背动脉尚可触及搏动，双下肢皮肤见散在多处色素沉着。

实验室检查：随机血糖22.25mmol/L，血酮体4.8mmol/L，总二氧化碳2.3mmol/L，白蛋白28.5g/L，血象增高。

西医诊断：2型糖尿病合并肢端溃疡。

中医辨证属气阴两虚，湿浊内停。

治疗以降血糖、降酮体、抗感染及营养支持等综合方法；中药以生脉散合四妙散加减；足部护理以呋喃西林外洗，并予川芎嗪、山莨菪碱、庆大霉素及胰岛素混合湿敷。外科会诊建议转科治疗，必要时截肢。患者不愿转科，故请求会诊协助治疗。

初诊6月9日：症见神疲乏力，面白少华，消瘦，视物不清，四肢麻木，稍口干，胃纳尚可。双足皮肤红肿、溃烂，足趾间脓液积聚，双足外侧溃烂，少许脓血渗出，足底部焦黑，舌淡暗，苔少，脉沉细，尺脉弱。

当时辨证属肝肾阴虚兼脾虚。方用六味地黄汤加味。

处方：山药30g，黄芪30g，仙鹤草30g，玉米须30g，生地黄12g，熟地黄12g，山茱萸12g，苍术10g，茯苓10g，牡丹皮10g，泽泻10g，桃仁5g。

因双足溃烂为正气不足，不能托毒外出所致，故停用局部抗生素，加强营养治疗，每天予冷开水（或呋喃西林、生理盐水）清洗双足后，用炒黑木耳粉和葡萄糖粉混合后，外撒创面上，用绷带稍包扎。治疗20天后，患者精神日渐好转，口已不干，四肢麻木减轻，血糖控制稳定，双足部潮红消退，足趾间已无脓液及渗液，趾间隙显露，创面愈合良好，双足外侧赤白肉际处余有少许渗液，见部分新生嫩红组织生长，足底部黑死皮逐渐脱落。

【师生问答】

学生：老师，初诊用六味地黄汤加味，按照经验用药，临证有哪些加减？

老师：初诊处方具有滋阴益肾，健脾益气之功效。常用来治疗中老年糖尿病。加减以消谷善饥明显者，可加生石膏、玉竹等；若口渴多饮明显，酌加沙参、天花粉；如果气短自汗，可以加太子参；倘若小便清长者，加桑螵蛸、巴戟天、肉桂；尿浑浊如脂膏，盗汗者，加用知母、黄柏；头晕头胀者，加钩藤、白芍、牛膝等；胸闷心悸者，可增用丹参、石菖蒲、郁金；形体肥胖者，酌加佩兰、荷叶；视物模糊者，可加谷精草、青葙子；若是瘀血为甚，选用桃仁、红花、水蛭等。

学生：老师，那这位患者初诊服药后，症状有所改善，双足溃烂又如何处理？

老师：这位患者总体疗效还是好的。

二诊服上药后足部伤口日渐好转，舌淡嫩红，脉细，左脉重按无力。近日出现腹泻，日 2~3 次，双下肢轻度浮肿。辨证属脾虚湿阻，治宜健脾祛湿。

处方：山药 30g，黄芪 30g，玉米须 30g，仙鹤草 30g，山茱萸 12g，白术 12g，扁豆衣 12g，茯苓 10g，太子参 12g，甘草 3g。

足部护理仍按原法。药后患者腹泻止，双下肢浮肿逐渐消退，纳、眠皆佳，二便调。双足底部焦黑死皮脱落，露出新鲜红活之皮肤，每天予以修剪死皮。3 天后死皮全部脱落，伤口愈合良好，无渗血、渗液。

学生：老师，本案例是 2 型糖尿病合并肢端溃疡，中医是怎样认识这个疾病的呢？

老师：2 型糖尿病合并肢端溃疡，一般称糖尿病足，属中医学"消渴""脱疽"范畴。宋代《卫生家宝方》中记载消渴患者"足膝发恶疮，至死不救"。《丹溪心法》中也记载消渴脱疽症状为"脱疽生于足趾之间，手指生者间或有之，盖手足十指乃脏腑枝干，未发疽之先烦躁发热，颇类消渴，日久始发此患，初生如粟，黄疱一点，皮色紫暗，犹如煮熟红枣，黑气蔓延，腐烂延开，五指相传，甚则攻于足面，痛如汤泼火燃"。其主要病机为气阴两虚、瘀毒阻塞、肢端失养所致。气阴两虚是本，瘀血、热毒、湿浊是标，治疗时要标本兼治，内治和外治相结合。

学生：这位患者的疗法可以总结为内服加外敷，外治法我们认为很有特色,老师能否给讲一下?

老师:是的,内服加外敷。中医的外治法其实很有效果,具体方法也很多。

针对这位患者的外治方法是根据王清任《医林改错》里所用的砂糖作为药的方剂,方名木耳散。王清任认为本方"治溃烂诸疮,效不可言,不可轻视此方。木耳一两(焙干研末),白砂糖一两(和匀),以温水浸如糊,敷之缚之"。从本案效法木耳散治疗,临床上我们亦喜用葡萄糖粉外敷治疗各种慢性溃疡。一般慢性溃疡局部辨证应为虚损之证,主要矛盾在于正气衰败,气血亏虚,复生不能。抗生素治疗,毕竟是攻伐之法,正气受伐,生机不旺,肌肤怎能复生?葡萄糖粉之作用,不仅可高渗杀菌,更重要在于给溃疡面一个营养环境,这符合中医学扶正祛邪的法则,故能生效。因此既要注重内治,又要重视外治,两者互相配合补充,达到事半功倍的效果。

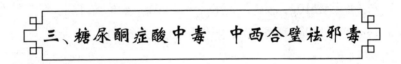

三、糖尿酮症酸中毒 中西合璧祛邪毒

【案例回顾】

这一位20出头的男青年由家人陪同来院急诊。患者当时腹痛难忍,病情由家属代述。患者1个月前可能因为课业压力大,出现异常口渴,饮水量大,纳食差,曾出现呕吐,自觉头晕昏沉,全身疲倦乏力,甚则全身无力,嗜睡,另外还出现小便频多,大便秘结,同时腹痛剧烈,疼痛如绞,形体消瘦明显。3天前诸症加剧,故今天由家属陪同前来就诊。

询问病史患者平时的身体情况,家属说他平素体质也比较弱,经常感冒,睡眠质量也不够好,其他也没什么特殊的疾病,但是他母亲说自己有糖尿病已经很多年了。

以下是当时的体检内容:急性面容,精神萎靡,形体消瘦,皮肤干瘪,缺乏弹性,双眼窝轻度凹陷,口中秽臭,BP120/78mmHg,P90次/min,BMI23.3(身高172cm,体重69kg)。心肺(-),舌红苔黄腻,脉细数。

理化检查:随机血糖19.0mmol/L,血钾4.5mmol/L,血钠148mmol/L,

血氯 102mmol/L; 尿糖 1 000mg/dl, 尿酮体 210mg/dl; 二氧化碳分压 ($PaCO_2$) 29mmHg, 碳酸氢盐 (HCO_3^-)21mmol/L, pH 值 7.21。

鉴于患者有糖尿病家族史, 青年时期发病, 发病急骤, 高血糖、高尿酮、酸碱度平衡失调, 明显脱水等为诊断依据。

西医诊断:1 型糖尿病、糖尿病酮症酸中毒。

中医诊断:消渴病呕吐。证属阴虚热盛, 心肺热盛, 阳明腑实。

处理过程:①纠酮降糖:0.9% 氯化钠注射液 500ml 加 20U 胰岛素, 静脉滴注, 按每小时 5U, 4 小时滴完, 血糖降至 12.6mmol/L 后, 改用 5% 葡萄糖氯化钠注射液 500ml 加 12U 胰岛素液体结束时, 血糖降为 7.9mmol/L, 尿酮转阴, 停止输液, 于皮下追加注射 6U 的胰岛素。次日改为常规皮下注射胰岛素早 12U、中午 6U、晚 8U, 3~5 天后依据早、中、晚餐前后以及睡前 7 次血糖水平进行调整。②补充液体, 纠正电解质、酸碱度。

辨证论治:治拟清热导滞, 芳香化浊。

方药以增液承气汤合清胃汤加减。

处方:生大黄 10g, 芒硝(冲)6g, 枳实 10g, 生地黄 15g, 麦门冬 10g, 生石膏 15g, 黄芩 10g, 藿香 10g, 制半夏 10g, 玄参 10g。水煎服。

【师生问答】

学生:老师, 我理解本案患者的病机是阴津亏损, 虚为本, 浊毒淫火充斥为标, 病位在心肺, 您说这样理解对吗?

老师:可以这样理解。本案患者素体气阴虚亏, 复因思虑过度, 劳伤心脾而致心火亢盛, 脾运不健。心与肺为母子相关, 心火灼伤肺阴, 而致肺燥津枯, 大渴引饮, 渴饮无度, 此为热甚津液被劫, 欲饮水以自救。脾运不健, 湿浊中阻, 久蕴化热, 热久化毒, 浊毒上蒙清窍而头晕嗜睡, 精神萎靡; 湿浊中阻则胸闷纳呆; 胃失和降浊毒上逆而恶心呕吐; 肺燥津液无以敷布, 津随溲出, 津液无以濡养, 则四肢肌肉皮肤干瘪皱褶。肺枯肠燥, 腑垢不行, 糟粕积滞, 而腹部疼痛, 大便秘结、腑气不通, 秽浊火毒之气熏蒸炎上, 则口中秽臭难闻, 舌苔垢腻。其阴津亏虚为本, 浊毒淫火充斥为标, 病位在心肺, 涉及阳明, 若不及时救治, 将可陷入邪热浊毒, 上蒙清窍, 正不敌邪之境。

学生：老师，处方用药是以增液承气汤合清胃汤加减的，配合西药治疗，效果理想，能说说处方中的用药意图吗？

老师：本案例为心肺热盛，阳明腑实，津液被劫，浊毒积滞，燥屎不行，即所谓"无水舟停"。在纠酮降糖的前提下，治以大黄苦寒直折，荡涤肠胃，芒硝咸寒泄热，软坚润燥，使浊毒之邪得以清泄，为君药；麦冬、玄参、生地黄甘寒濡润，以清金降火，滋水之上源，达增水行舟之效，为臣药；藿香以芳香化浊，辟秽醒脾，半夏和胃降逆，以调理脾胃升降之机，为佐药；枳实理气行滞，生石膏、黄芩清肺胃积热，为使药；本方以养阴甘寒之品与芳香辛温之药相伍，使养阴生津而不滞邪，化浊燥湿而不伤阴，共达清热导滞，芳香化浊之效。服药3剂后口渴引饮、呕吐、便秘好转，仍感头晕嗜睡加佩兰、菖蒲以加强芳香化浊，除秽通窍之力。经西医对症处理及中药5剂后诸症好转，转危为安。

学生：老师，我们知道糖尿病酮症酸中毒是糖尿病的并发症之一，那糖尿病并发症有否急性与慢性之分呢？

老师：糖尿病并发症临床表现很多，是有急性与慢性之分。急性多见于糖尿病酮症酸中毒、糖尿病非酮症性高渗综合征、糖尿病乳酸性酸中毒和糖尿病低血糖等。

学生：老师，有哪些临床表现提示我们，已经发生了糖尿病并发症？

老师：糖尿病并发症一般是长期病变的结果。糖尿病患者在日常生活中出现以下情况，可以提示发生了糖尿病并发症：①口渴、咽干：提示血糖升高、血黏度增大。有些人由于对口渴不敏感，尽管血糖增高，但无口渴症状；②疲乏无力：机体细胞内代谢产物堆积，故有严重疲乏无力；③血压上升：血糖上升，则血容量增多，出现血压高；④周身发胀：提示血糖降低过快，造成细胞内水肿；⑤腹胀便秘：可能原因是胃肠平滑肌无力、自主神经受损、双胍类药物服用过多；⑥头痛头晕：两种情况易发生头痛头晕，高血压和低血糖；⑦皮肤脱屑：皮肤干燥、脱屑、奇痒，提示有皮肤症状；⑧双足麻木：双足刺痛，继之麻木，似袜套样知觉缺失，提示有糖尿病末梢神经炎发生；⑨皮肤变色：双足苍白、发凉、不久变为暗紫、显示足部缺血。严重足部缺血是足部发生肢端坏疽的信号；⑩视物不清：出现近视物体不清，而视物件尚好，提示眼调节功能降低，可能出现轻度白内障。

学生：老师，您可以具体讲一下糖尿病酮症酸中毒的发病机制、临床表现吗？

老师：好的。糖尿病酮症酸中毒的发病机制与临床表现，则需要我们共同来复习西医学这方面知识。

糖尿病酮症及酮症酸中毒是由于体内胰岛素严重缺乏及升糖激素不适当升高，引起糖、脂肪和蛋白质代谢紊乱，以致水、电解质和酸碱平衡失调，以高血糖、高血酮和代谢性酸中毒为主要表现的临床综合征。酮症与酮症酸中毒是在同一病理改变下产生的两种不同程度的临床表现。酮症相对较轻，临床可有轻度厌食、恶心、食欲不振等症，也可无任何症状，而尿酮体阳性，血酮升高。酸中毒则病情较重，在酮症的基础上，有机代谢产物进一步堆积，临床出现酸中毒症状，明显的脱水，电解质紊乱，酸碱平衡失调，严重者可陷入昏迷甚至死亡。酮症酸中毒时血糖可高达 16.7mmol/L 以上，pH 值＜ 7.2。

学生：老师，那中医是如何理解这个疾病的呢？

老师：根据糖尿病酮症酸中毒的临床表现，可以归属于中医学中的"口臭""恶心""呕吐""哕"等范畴。口臭是指患者呼气带有特殊气味。恶心、呕吐是指胃失和降所引起的病症，有声有物谓之"呕"，无声有物谓之"吐"，有声无物谓之"干呕"。

中医学认为，糖尿病酮症酸中毒多由于以下三类原因造成。

1. 胃失和降，浊气上逆

出现口气秽臭似烂苹果，伴口渴多饮，口唇红赤，溲赤便秘，舌红苔黄，脉浮滑为主。多因过食辛辣，胃热内盛，或素有宿食痰浊，久蕴化热，阳明热壅，胃热上蒸发为口臭。《素问·至真要大论》说："诸逆冲上，皆属于火"。或因饥饱不节，暴饮暴食，食滞中焦，积食化腐，秽气上逆而口臭。

2. 感受湿浊，升降失司

出现突然泛恶，纳呆呕吐，发病暴急，或伴恶寒发热，苔白腻，脉浮滑为主症。系患者感受秽浊之气，气机逆乱，或湿浊中阻，升降失司，清浊不分，胃失和降所致。如李东垣所说："呕吐哕俱属脾胃虚弱，或寒热所侵,或饮食所伤,致气上逆而食不得下也",认为呕吐发生病因可为内伤也可为外感所致。

3. 饮食不节,腐浊泛溢

呕吐哕臭,脘腹满闷,口臭厌食,舌苔厚腻,脉滑实。患者多因暴饮暴食,损伤脾胃,胃不受盛,脾不输精;或宿食积滞停聚,积郁化热,腐食化浊,则呕吐,口气秽臭。故《济生方》说:"饮食不节,温凉不调,或喜餐腥脍乳酪,或贪食生冷肥腻……动扰于胃,胃既病矣,则脾气停滞,清浊不分,中焦为之痞塞,遂成呕吐之患焉"。阐明了由于饮食不节,脾胃受损,脾失健运,胃失和降,腐食化浊,上逆泛溢。

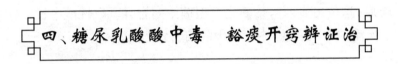

四、糖尿乳酸酸中毒　豁痰开窍辨证治

【案例回顾】

这里讲一个我印象深刻的病例。2000年4月11日,一位60岁朱姓妇女,因为嗜睡意识不清被家人送来看病。

追问病史,患者8年前因乏力、口渴于当地医院进行检查,发现血糖升高,诊断为"2型糖尿病",开始予以格列本脲2.5mg/d,逐渐增加到15mg/d。近2年血糖控制不理想,加用二甲双胍750mg/d,空腹血糖维持在6.5~7.0mmol/L。近3个月出现上腹胀满、恶心、腹泻,同时血糖升到10~13mmol/L,则二甲双胍增加到1 500mg/d。昨天因参加朋友婚礼,饮酒后出现上腹胀满,恶心呕吐,困倦乏力。今天家属发现患者嗜睡不醒,意识不清。相关病史有,外院诊为糖尿病肾病2年,间断服用呋塞米。

当时体检:急性病容,意识不清,双下肢呈Ⅱ度凹陷性浮肿,血压100/70mmHg,心率100次/min,心肺听诊(-),舌暗红,苔白腻,脉濡滑。

理化检查:空腹血糖10.9mmol/L,血钠148mmol/L,血钾3.2mmol/L,血清HCO_3^- 10mmol/L,血乳酸3.8mmol/L,pH7.2,血尿素氮40mmol/L,血肌酐528μmol/L,尿糖定量100mg/dl,尿酮体300mg/dl。

西医诊断:2型糖尿病合并乳酸性酸中毒。

中医诊断:消渴病,阴阳两虚,证属浊毒蒙蔽。

处理：补液纠正脱水、补碱纠正酸中毒，小剂量胰岛素滴注。

辨证论治：治则拟豁痰开窍，化浊醒脾。

方药以菖蒲郁金汤加减。

处方：石菖蒲 10g，郁金 10g，胆南星 10g，竹叶 6g，金银花 10g，连翘 10g，丹皮 10g，川贝母 10g，炒山栀 10g，至宝丹 1 丸、玉枢丹 2 片。水煎服。

服中药 3 剂及相关处理后，意识转清，酸碱平衡得到纠正，上方去至宝丹、玉枢丹，继服 7 剂，患者转危为安。

【师生问答】

老师： 这位患者西医诊断是 2 型糖尿病合并乳酸性酸中毒。你能简述这个疾病的临床表现、中医学中的归属病证吗？

学生： 好的。我来回答。

糖尿病患者代谢紊乱，体内乳酸堆积超正常水平，pH 值降低（＜7.35）者，称为糖尿病乳酸血症，如果伴有酸碱度失调为乳酸性酸中毒。乳酸性酸中毒临床发病率较低，但以发病急、变化快、易昏迷、易休克、病死率高为特点。临床表现：轻度的仅有乏力恶心、食欲降低、头昏嗜睡、呼吸稍深快。中度至重度的会有恶心呕吐、头痛头昏、全身酸软、口唇发绀、呼吸深大，但无酮味、血压下降、脉弱、心率快，可有脱水表现、意识障碍、四肢反射减弱、肌张力下降、瞳孔扩大、深度昏迷或出现休克。

根据糖尿病乳酸性中毒的临床表现，可以归属于中医学的"秽浊""神昏""脱证"的范围。本病起病急，变化快，易出现神昏和阴脱阳亡等病变。

老师： 嗯，不错。

学生： 老师，这位患者是在饮酒后出现疾病变化与加重的，那饮酒是否会诱发导致血乳酸增高？

老师： 是的，可以这样理解。咱们中医可以这样认为，因为患者长期服用双胍类降糖药，兼之饮食不节，醇酒厚味，损伤脾胃，运化失司，聚湿蕴痰,久蕴化热,热夹痰浊上蒙清窍,神志时清时惯;邪热浊毒内陷心营而嗜睡不醒;浊毒为阴邪,困于肌表则倦怠疲乏;脾胃升降失司而恶心呕吐;脾运不健,水湿泛溢而肢体肿胀;舌脉为浊毒内阻之候。鉴于患者慢性肾功能不全,长期大剂量服用双胍类药,体内本易乳酸堆积,复因饮酒诱发导致血乳酸增高、尿酮体阳性、酸碱度失调、出现伴有消化道和神经症状等。

学生:老师,这位患者的发病是否跟用药有关? 因为我查到双胍类药物可能引起乳酸性酸中毒。

老师:是的,现代药理学认为双胍类药物,尤其是苯乙双胍,其最严重的副作用就是乳酸性酸中毒。当苯乙双胍的用量每日 > 1 500mg 时,就会使体内乳酸的生成量增加。老年人或者年龄虽然不大,但心血管、肺、肝、肾有问题的糖尿病患者,由于体内缺氧,乳酸的生成增多,而其代谢清除能力降低,容易发生乳酸性酸中毒,这类患者如果服用大量的苯乙双胍,发生乳酸性酸中毒的危险性就明显增高。据报道,本药欧美国家已经不再使用了。

学生:老师,按您的说法,菖蒲郁金汤的功效是豁痰开窍、化浊醒脾,这个方子是由哪些药物组成的?

老师:菖蒲郁金汤出自《温病全书》,原方由石菖蒲三钱、炒栀子三钱、鲜竹叶三钱、牡丹皮三钱、郁金二钱、连翘二钱、灯心二钱、木通一钱半、淡竹沥(冲)五钱、紫金片(冲)五分组成。具有清营透热,祛痰清凉润肺之功效。主治伏邪风温,辛凉发汗后,表邪虽解,暂时热退身凉,而胸腹之热不除,继则灼热自汗,烦躁不寐,神识时昏时清,夜多谵语,脉数舌绛,四肢厥而脉陷,症情较轻者。

学生:老师,我注意到处方中对菖蒲郁金汤原方是做了加减吗?

老师:是的,你观察得挺仔细的。这位患者系为浊毒蒙蔽,取方中鲜菖蒲芳香化浊,辟秽醒脾,郁金芳香理气以助菖蒲开窍醒脑为君药;山栀清三焦邪火,丹皮清营分热毒,金银花、连翘、竹叶轻清宣泄,清热解毒为臣药；川贝母、胆南星以加强豁痰醒脑之力为佐药；玉枢丹（化服）芳香辟秽、除湿解毒，至宝丹加强清心开窍共为使药。上药合用共达豁痰开窍，化浊醒脾之功。

学生：老师，想请您讲讲关于至宝丹的使用，有什么适应证？

老师：好的。至宝丹出于《太平惠民和剂局方》，以生乌犀屑（研）、生玳瑁屑（研）、琥珀（研）、朱砂（研飞）、雄黄（研飞）各30g，龙脑（研）、麝香各0.3g，牛黄（研）15g，安息香4.5g，金箔、银箔各50片组成。用法：研末为丸，每丸重3g，每服一丸，研碎开水和服，小儿半丸（原方研末为丸，如梧桐子大，用人参汤化下三至五丸）。具有开窍安神，清热解毒之功效。以昏厥而痰盛气粗，舌红苔黄，脉滑数为辨证要点。

方中犀角、牛黄、玳瑁清热解毒；龙脑、麝香、安息香芳香开窍；朱砂、琥珀、金箔、银箔镇心安神；雄黄劫痰解毒。全方以开窍安神为主，又能清热解毒。用人参汤送服，益气扶正，防止辛香开窍耗散正气。用于中暑、中风、温病、小儿急惊、风涎抽搐证属痰热内闭、神昏谵语、身热烦躁、痰盛气粗、舌赤苔黄等。

现代常用于血管意外、肝性脑病、流行性乙型脑炎、癫痫等属于痰迷心窍而见昏厥者。《成方便读》说："雄黄之出于山，皆得宝气，而可以解毒镇邪。冰、麝、安息，芳香开窍……领诸药以成其功，拯逆济危，故得谓之至宝也。""至"者，极也，最也；"宝"者，珍实之物品也。本方为清热息风、镇惊、豁痰开窍的重要方剂，用于热邪上扰，痰浊蒙闭心包诸证，疗效显著，是极珍贵的方剂之一，所以称"至宝丹"。

学生：哦，那还有一个玉枢丹呢？

老师：玉枢丹又名紫金锭。出于宋代王璆《是斋百一选方》，由山慈菇三两、红大戟一两半、千金子霜一两、五倍子三两、麝香三钱、雄黄一两、朱砂一两组成。以上药为细末，糯米糊作锭子，阴干。口服，每次0.6~1.5g，每日2次；外用醋磨，调敷患处。具有化痰开窍，辟秽解毒，消肿止痛之功效。主治中暑、时疫，脘腹胀闷疼痛，恶心呕吐，泄泻，及小儿痰厥。另外，外敷可治疗疔疮疖肿，虫咬损伤，无名肿毒，以及痄腮、丹毒、喉风等。

五、益气回阳固脱法 巧治消渴低血糖

【案例回顾】

一天,一对中年夫妇推着轮椅急匆匆地闯进急诊室,轮椅上坐着的是他们 17 岁的儿子,姓张。我见他大汗淋漓,面色苍白,意识不清。一摸患者手脚,冰凉得很。于是赶紧问患者的病史。大致情况是这样的:自 1992 年起,患者出现明显的多饮、多食、消瘦,经某大医院确诊为"1 型糖尿病",一直应用胰岛素治疗,早上用短效 14U、长效 6U,晚上用短效 12U、长效 4U,但是血糖控制欠佳。近 1 年来发现视力减退,眼底检查提示增殖期,玻璃体积血。后因面目肢体浮肿,查尿蛋白定量 180mg/24h,诊为"糖尿病肾病,肾病综合征"。今日来门诊就医,早晨 7 时皮下注射 22U 胰岛素后却未进早餐,约 9 时 30 分左右患者突然大汗淋漓,神疲,体力不支,面色苍白,四肢厥逆。

体检:急性面容,意识不清,面色苍白,大汗淋漓,四肢厥逆,舌少津苔薄,脉微欲绝。

理化检查:空腹血糖 2.1mmol/L,血压 90/50mmHg,急至急诊室救治。

西医诊断:1 型糖尿病,急性低血糖,低血糖昏迷。

中医诊断:消渴病,阴阳两虚型,证属脱汗证。

处理:急予 50% 葡萄糖 50ml 静脉推注后无反应;继用 50% 葡萄糖 100ml 静脉快滴,意识逐渐有所反应,血糖上升到 3.8mmol/L;改为 25% 葡萄糖 250ml 滴注后精神恢复,血糖升至 8.8mmol/L;嘱患者定时进餐,定时复诊。

辨证论治:治则拟益气回阳固脱。方药以参附龙牡救逆汤加减。

处方:人参 10g,制附子 10g,生龙牡 30g,黄芪 10g,炙甘草 10g,石菖蒲 10g,山萸肉 10g,麦门冬 10g,五味子 10g。

【师生问答】

学生:老师,糖尿病患者什么情况下会引起低血糖呢?

老师：糖尿病低血糖指的是由多种原因引起的血糖低于 2.78mmol/L,临床表现以交感神经过度兴奋及脑功能障碍为特征的综合征。低血糖原因有功能性、器质性、医源性等不同,严重的低血糖引起昏迷,称低血糖昏迷(亦称低血糖脑病)。应及时予以葡萄糖治疗可使低血糖迅速缓解,严重低血糖可引起脑实质损害而致死。低血糖多数为功能性,少数为器质性病变。

学生：老师,我查了资料,也说低血糖多数为功能性,少数为器质性病变,那么功能性低血糖常由哪些原因引起呢?

老师：西医学认为,一般功能性低血糖可分为以下情况:

1. 自发性低血糖

自发性低血糖,又称反应性低血糖或餐后刺激性低血糖。于餐后 3~4 小时出现饥饿感、心慌心悸、出汗等症状,一般比较轻,常为 2 型糖尿病早期表现。主要原因是:①进餐后胰岛 B 细胞对高血糖刺激反应迟缓,分泌胰岛素高峰恰好落在血糖低谷,所以多发生在餐后 3~4 小时;②各组织对胰岛素的敏感性增强,加速组织对葡萄糖的摄取;③拮抗胰岛素的激素分泌不足或分泌与胰岛素不同步等原因。

2. 进食不足或耗糖过度

(1)未及时进餐,过度饥饿。

(2)过度剧烈运动。

(3)透析(腹透或血透)失糖。

(4)长期发热、腹泻、呕吐以及肠道对糖吸收不良等因素。

3. 医源性低血糖

(1)胰岛素治疗:机体对胰岛素治疗的效应与胰岛素的剂型、剂量、给药途径、胰岛素在体内作用持续时间、发挥作用的强度等有关。胰岛素治疗剂量和给药途径相同时,又可因患者摄取碳水化合物的剂量、时间以及体力活动量的不同,对胰岛素治疗的效应也不同。胰岛素引起低血糖的原因:①胰岛素过量;②进食和胰岛素两者发挥高峰不同步;③运动过度,尤其注射胰岛素后未及时进餐;④饮酒可加强胰岛素的作用,促进低血糖的发生是引起低血糖的重要因素,严重者可导致低血糖昏迷。

（2）口服降糖药：应用口服降糖药尤其磺脲类药易引起低血糖：剂量过大；磺脲类药刺激胰岛素的释放，使第一时相胰岛素分泌增加，加强胰岛素对胰岛素受体的敏感性等而易引起低血糖等。

另外，可通过胰岛素释放指数判断是否低血糖。同时测定空腹胰岛素和空腹血糖，两者比值称为胰岛素释放指数。正常人比值＜0.3，当比值＞0.4则可诊断低血糖。

学生：老师，那糖尿病低血糖具体能归属于中医学的什么疾病呢？

老师：根据低血糖的临床症状，相当于中医学中的"脱汗""绝汗""虚痉"等范畴。就让我们共同认识一下吧。

1. 脱汗

以突然大汗淋漓，或汗出如油，声短息微，神疲不支，面色苍白，四肢厥逆，舌少津苔薄，脉大无力，或脉微欲绝为主症者。

阴阳互根，阳不敛阴，汗液大泄而大汗淋漓，或汗出如油；亡阴之后即阳随汗泄，出现亡阳；在《灵枢·决气》有说："腠理发泄，汗出溱溱，是谓津……津脱者，腠理开，汗大泄"。《罗氏会约医镜》认为："汗本血液，属阴。阴亡阳亦随之而走，此危证也"。《灵枢·经脉》说："六阳气绝，则阴与阳相离，离则腠理发泄，绝汗乃出"。

2. 绝汗

《素问·诊要经终论》云"绝汗乃出，出则死矣"，绝汗为汗出如珠不流，病情危重，正气衰弱。故汗出清稀而凉，为亡阳之脱，汗出如油，着手黏腻而热者为亡阴。气随汗脱而阴阳俱亡，则声短息微，神疲不支，面色苍白，四肢厥逆，脉大无力，或脉微欲绝。证属亡阴亡阳之脱汗。见于低血糖伴循环衰竭。

3. 虚痉

虚痉是以神疲自汗，头晕目眩，痴呆不语，两眼发直，不知饥饱，四肢抽搐，幻觉幻想，舌质嫩红，脉弦细为主症者。气阴不足之虚痉。古人云："气主煦之，血主濡之"，"阳气者，精则养神，柔则养筋，阴阳既衰，筋脉失其濡养，而强直不柔也"。气血不足，肝藏血，主筋脉，肝血不足，血不养筋，四肢抽搐；气为血之帅，气行则血行，气滞则血滞，气以阳气为根，阳气不足，气血不能上荣于脑，而头晕目眩，幻觉幻想，痴呆不语，两眼发直,不知饥饱;气阴俱虚而神疲自汗,证属虚痉。见于低血糖伴脑功能障碍。

学生:老师,咱们中医治疗这个病具体的治法、方药有哪些呢?

老师:好的,那我们就从脱汗证、虚痉证两个分型来说吧。

1. 脱汗

脱汗为阴脱阳亡之证,治则以益气回阳固脱,方药参附龙牡救逆汤加减(人参、制附子、生龙骨、生牡蛎、黄芪、炙甘草、麦门冬、五味子、菖蒲、山萸肉)。人参大补元气固脱,附子温肾回阳救逆,以达益气温阳固脱为君药;生龙骨、生牡蛎坚阴敛汗,潜阳固脱,麦冬养心宁神,五味子、甘草甘酸化阴,酸收敛汗为臣药;黄芪甘温补气以加强君药益气固脱之效,山萸肉酸收之性,补益肝肾真阴为佐药;菖蒲以芳香开窍为使药,诸药合用以达益气回阳固脱之效。

2. 虚痉

虚痉证治则以益气养血,柔肝镇痉;方药以补中益气汤加减(人参、黄芪、白术、生龙牡、柴胡、白芍、当归、石菖蒲、甘草、升麻、茯苓)。取方中黄芪补益肺而固表,人参、白术、茯苓益气健脾,肺主一身之气,脾为营卫气血生化之源,两脏健则正气自充,共为君药;当归、白芍以养血荣筋,充养百脉,陈皮理气以补而不滞,为臣药;升麻、柴胡以助黄芪举阳升清达肌表经络,既可振奋脾胃升发之气,又可升津达络缓筋脉之急,此为升提补气合用之妙,为佐药;生龙骨、生牡蛎重镇潜阳,平肝镇痉,菖蒲芳香开窍,甘草调和诸药为使药,上药合用以补中气,理脾胃,固肌表,养血营筋,柔肝镇痉之效。

学生:老师,辨证这位患儿是脱汗证,依据是什么?

老师:本案患儿基于脾肾阳虚,汗出清稀而凉,为亡阳之脱,汗出如油,着手黏腻而热者,为亡阴。阴阳互根,阴脱阳无所依附,所以亡阴之后即阳随汗泄,出现亡阳。患者冷汗淋漓,脉微欲绝,则为阴阳离决,阳气奔脱于外的表现。临床表现为急性低血糖症状、再者患者并发糖尿病肾病,肾脏对胰岛素灭活能力降低,促使低血糖的发生。

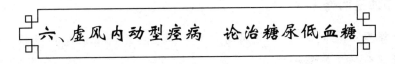

六、虚风内动型痉病　论治糖尿低血糖

【案例回顾】

2001年3月7日上午，一位38岁的王姓妇女由家属陪同前来医院急诊。见她神情呆滞，双眼发直，还伴有四肢抽搐，不能配合问诊，便仔细询问家属该患者的病史，查阅他们带来的病历资料。

患者约13年前因消瘦乏力、多饮多尿曾在某医院就诊，被确诊为"1型糖尿病"，早上注射短效胰岛素25U、长效8U，晚上注射短效胰岛素12U、长效胰岛素6U，血糖控制尚可。3年前因左眼视网膜脱离导致失明，患者痛苦万分，性格骤变，经常与家人发生纠纷争吵。患者于昨晚按平常量注射胰岛素，而主食较平常减少，夜间出现冷汗，倦怠乏力，头晕目眩，未作处理，次日发现患者神情呆滞，双眼发直，四肢抽搐，方来急诊就诊。

体检：痴呆不语，两眼发直，双下肢强痉，四肢抽搐，浅反射亢进，病理反射未引出，形体消瘦，BP80/60mmHg，舌质红，苔薄黄，脉弦细数。

理化检查：空腹血糖2.5mmol/L，血钾、钠、氯、二氧化碳结合力等均在正常范围，尿常规（-）。

西医诊断：1型糖尿病、低血糖。

中医诊断：消渴病，阴阳两虚，证属虚风内动痉病。

处理：急予50%葡萄糖100ml静脉推注，意识逐渐有所反应，血糖上升到3.6mmol/L；改为25%葡萄糖250ml滴注后精神恢复，症状改善，血糖升至9.2mmol/L。

辨证论治：治拟益气养血，柔肝镇痉。方药以镇肝熄风汤合补中益气汤加减。

处方：生牡蛎15g，生龙骨15g，钩藤（后入）10g，人参10g，黄芪10g，白术10g，柴胡10g，白芍10g，当归10g，石菖蒲10g，茯苓10g，甘草10g。水煎服。

3剂药配合上述处理后症状得到改善，鼓励患者按常规治疗，按时进餐，定时复诊。继服7剂。

【师生问答】

学生：老师，在前一个病例中已分析了功能性低血糖的原因。那器质性低血糖又是哪些原因？

老师：器质性病变，据现代中医糖尿病学介绍有以下原因导致低血糖。

1. 肝源性

获得性：多见于肝炎、肝充血（心衰）、肝肿瘤浸润（坏死、变性）、肝纤维化、肝营养不良等多种原因引起的肝脏病变，尤其肝细胞受破坏达80%以上时，易出现低血糖。

遗传性：见于婴幼儿的肝糖原累积病、肝糖异生酶缺陷、肝糖原合成酶缺乏等病，较为少见。

2. 肾源性见于肾功能不全

发生机制可能与下列因素有关：进食量不足，或因透析失糖，或血浆丙氨基酸水平降低，糖原异生不足所致，或肾脏为清除胰岛素重要器官之一，肾功能不全清除功能减弱，肾脏排泄功能降低，胰岛素在体内蓄积等因素引起低血糖。

3. 胰源性

（1）胰岛细胞瘤：良性或恶性的单个或多发性小腺瘤、胰岛 B 细胞增生、胰管细胞新生胰岛、多发性内分泌腺瘤等病变使胰岛素分泌增加，表现为高胰岛素血症引起低血糖。

（2）胰外肿瘤：间质细胞瘤中纤维细胞瘤、梭形细胞瘤、平滑肌瘤、神经纤维瘤、脂肪瘤等。肝、肺、胃肠等上皮细胞瘤以及其他肿瘤等均可引起低血糖，主要机制为瘤细胞利用糖增多，或肿瘤可以分泌类胰岛素作用的物质，或加强胰岛素的作用而导致低血糖。

4. 内分泌源性垂体瘤、肾上腺瘤、胰岛 A 细胞功能低下等分泌抗胰岛素激素不足，抑制糖异生，诱发低血糖。

5. 自主神经功能紊乱迷走神经兴奋性增高，可刺激胰岛 B 细胞分泌胰岛素而致低糖的发生。

6. 小胃综合征

胃次全切除患者饮食有 5%~10%进入空肠，引起一过性高血糖，糖刺激胰岛分泌胰岛素而导致低血糖。

学生：老师，我们知道糖尿病酮症酸中毒、糖尿病非酮症高渗性综合征、糖尿病乳酸性酸中毒、低血糖反应，四者均为糖尿病急性并发症。前三者的病因和发病机制各不相同，但临床症状有相似之处，我们进行中医辨病辨证时要注意哪些呢？

老师：现代中医糖尿病学认为，酮症酸中毒、高渗综合征、乳酸中毒三者的鉴别，从临床特点，病情变化，转归等二者颇相类似，但各有侧重。我们认为酮症酸中毒、高渗综合征两者为胰岛素绝对不足引起血糖异常升高。前者以代谢性酸中毒为主，后者以高渗为主，起病均相对缓慢，在出现神志昏迷之前，多表现有上焦肺燥津枯，大渴引饮之症，其后转归于下焦肝肾阴竭，最后出现阴脱阳亡，阴阳离决之危候。

病变过程中，在酮症酸中毒以浊毒中阻为突出，亦为本症转机的关键，此时失治或误治，则易出现浊毒闭窍而昏迷。高渗综合征在病变中，以阴津耗竭，易见阴虚动风，以神志病变为突出表现，也为本病转机的关键，常误诊为脑血管病变而误治、失治导致阴脱阳亡。乳酸性酸中毒为体内乳酸堆积，胰岛素和血糖可高于正常、正常或低于正常，起病较前两者为急，昏迷之前无明显肺燥津枯，大渴引饮之症，只有与酮症酸中毒同时存在时，方出现痰浊中阻之证候，但其变化较快，多数开始即见痰浊蒙蔽清窍，以出现神志昏迷为突出表现，此期为本病转机之关键，若未能得到及时救治，即可出现内闭外脱，阴阳离决之危候。

学生：老师，请问以上这三者在治疗上有什么区别呢？

老师：在治疗上，一般认为三者既相似又有所区别：酮症酸中毒与高渗综合征急救以补液扩充血容量，补充胰岛素以纠正高血糖和代谢性酸中毒为主。中医施治两者早期以养阴生津、清肺润燥为主，在治疗过程中则以芳香开窍为主。当以浊毒中阻为突出者，治宜芳香化浊，辟秽降逆；以浊毒闭窍为主者治宜芳香开窍。高渗昏迷虽有痰浊闭窍之候，但治疗关键在于平肝潜阳，滋阴息风。乳酸性酸中毒急救主要为迅速纠正酸中毒，中医应以芳香化浊，清心开窍为治疗之关键。三者最后均可出现阴脱阳亡，及时予以回阳救逆，益气养阴可转危为安。

学生：谢谢老师！我还有一个问题，低血糖与酮症酸中毒、高渗综合征、乳酸性酸中毒怎么鉴别?

老师:西医学的低血糖与酮症酸中毒、高渗综合征、乳酸性酸中毒的鉴别,低血糖与酮症酸中毒、高渗综合征、乳酸性酸中毒均为糖尿病急性并发症,严重者均可引起昏迷致死。但低血糖病因和发病机制与前三者不同,救治方法截然相反,低血糖以及时补充葡萄糖为救治关键。低血糖的中医辨证有轻、中、重不同,轻者表现气阴两虚为主,治以益气养阴药;中、重型表现为脱汗、虚痉,急予回阳固脱,息风止痉为治疗关键。若失于时机,则与其他三者一样,最后导致阴脱阳亡,阴阳离决之危候。

学生:老师,本案例辨证为虚风内动型痉病,为什么会出现肢体强直抽搐等症状呢?

老师:中医学认为患者由于素体气阴不足,阴阳两虚;阳气不能通达于四末,温煦濡养筋脉而挛急;气为血之帅,气行则血行,气滞则血滞,气以阳气为根,阳气不足,气血不能上荣于脑,而头晕目眩;气阴俱虚而神疲自汗;肝主筋脉,肝血不足,血不养筋,而肢体强直抽搐。

学生:老师,镇肝熄风汤与补中益气汤联合应用于虚风内动的痉病,一是要镇肝息风,一是补中益气要升提,两者互相不矛盾吗?

老师:这两者相对而言是不矛盾的。因为患者系气阴两虚,肝肾不足,虚风内动,取方中生龙骨、生牡蛎、钩藤,重镇潜阳、平肝息风为君药;黄芪补益肺而固表,人参、白术、茯苓益气健脾,肺主一身之气,脾为营卫气血生化之源,两脏健则正气自充共为臣药;当归、白芍以养血荣筋,充养百脉,陈皮理气以令补而不滞为佐药;柴胡疏肝理气,菖蒲芳香开窍,甘草调和诸药为使药,上药合用以达养血营筋,柔肝解痉,调理脾胃,益气固表之效。

学生:老师,针对糖尿病低血糖,应该如何防治和应对?

老师:糖尿病低血糖的防治和应对,我们可以从两方面来讲。

(1)加强糖尿病知识的教育。糖尿病的家属及糖尿病患者应了解引起低血糖的原因和临床表现。加强自我保健意识,掌握定期检查血糖、尿糖的技能。尽量避免低血糖的发生,一旦出现低血糖的先兆时,应及时进餐或喝糖水,严重者紧急护送到医院急救。

（2）加强低血糖预防意识教育。患者做到定时定量进餐,按医嘱服药,不能随意加药,尤其能与降糖药物产生协同作用的药以免诱发低血糖,注射胰岛素者必须监测血糖,进行分餐饮食,进行较剧烈运动前,应适当加餐等。

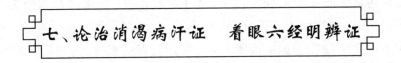

七、论治消渴病汗证　着眼六经明辨证

【案例回顾】

说起消渴病汗证,有一位周姓男子,36岁,曾来就诊过,经过是这样的。患者自述5年前出现反复上半身多汗,无明显规律性,四季皆如此,曾间断服用玉屏风颗粒等中成药,疗效不佳。3个月前开始上半身汗出不止,进食时加重,头面尤甚,白天每隔5分钟即将上衣湿透,需频繁更衣,夜间略有缓解,但次日醒来床单尽湿,汗出时自觉有点怕冷。同时胃纳增加,但不喜主食,专嗜肉类,口干而喜温饮,多梦易醒,总想睡觉,偶感心慌,小便频而清长,夜尿2次,大便尚成形,前干后溏,体重减轻5kg,遂到上级医院就诊,确诊为"2型糖尿病、高甘油三酯血症",予诺和灵30R皮下注射(早16U、晚14U,餐前15min)配合口服格华止(0.25g,3次/d)控制血糖,口服非诺贝特(0.2g,1次/d)控制血脂。经治疗后口干缓解,小便次数减少,但上半身仍汗出不止,遂转诊来院,望中医治疗。

查体:形体消瘦,面色晦暗,唇色淡黯,言语声低。触之上半身多汗,下半身无汗,后项脊背湿冷,轻压两侧合谷穴明显疼痛。舌质淡,苔白润,双尺脉浮而细滑,沉取无力,其余四部脉象俱微。

辅助检查:近1周来空腹血糖波动于6.7~7.5mmol/L,餐后2h血糖7.8~8.5mmol/L。

【师生问答】

学生:老师,这个案例西医诊断是:①2型糖尿病,糖尿病自主神经病变(泌汗异常);②高甘油三酯血症。您认为正确吗?那中医诊断与辨证分型呢?

老师:是的,你说的西医诊断是对的。关于中医诊断,应是消渴病汗证(三阴伏寒兼太阳表虚证)。

学生:老师,这个案例您是如何辨证分型的?

老师:这个案例就要涉及六经辨证的内容了。

本病日久而于消渴病发作时,才予重视治疗,若单纯以太阳表虚证而辨,则前医多用固表止汗之品,却不效,可知症虽简,而证机杂。故我认为中医之精髓在于识症而察真机,仅用教材式辨证方法是不够的,需要上升到以六经辨证的层次上来,因此,我认为证属三阴伏寒兼太阳表虚。《伤寒论》指出:"少阴之为病,脉微细,但欲寐也",患者双尺脉浮而细滑,沉取无力,其余四部脉象俱微,但欲寐,确是少阴病。患者上半身汗出不止,头面项背为甚,伴恶寒,乃因阳气亏虚,难敌群阴,温运乏力,群阴失统。《素问·六微旨大论》说:"非其位则邪,当其位则正,邪则变甚,正则微",真阳不足,邪阴独盛,拒阳于外,真阳不当位而化为邪阳,故口干而喜温饮。患者正值壮年,却有小便频而量多清长,当为少阴阳虚,不能外应膀胱,蒸腾气化失司而水液从下走不能上承于口。多梦易醒、时有心慌乃因汗为心液,汗出日久,心肾不交,才使"泰卦成否"。面唇淡黯、形体消瘦,乃因太阴脾阳虚,气血生化不足,不能充养肌肉而致。大便初硬后溏如《伤寒论》所言:"所以然者,以胃中冷,水谷不别故也"。轻压合谷穴觉痛乃因手阳明大肠,多气多血,为寒邪所侮,收引而痛。舌质淡,苔白而润,可知阳虚阴盛之总纲。细分则为少阴寒凝,太阴寒湿,厥阴寒迫,太阳机闭,当以温少阴,运太阴,敛厥阴,开太阳为法。

学生:老师,那具体处方用药又有什么讲究?

老师:这个患者初诊时拟方附子理中汤合吴茱萸汤加味。

处方:熟附子15g,干姜10g,白术15g,炙甘草15g,条参15g,吴茱萸9g,生姜15g,大枣30g,山萸肉15g,桂枝15g,麻黄10g,细辛10g。

嘱其加足量水,浓煎150ml,睡前1小时服用,每日1剂,共5剂。嘱其禁寒凉食物,避风寒。

学生：老师，温中能取效吗？

老师：二诊时，患者自诉服用第一剂药后，顿见遍身微汗。此后汗出减少，白天换上衣1次即可，睡眠转佳，醒时少许汗出，夜尿1次，大便溏，胃纳一般。口唇面色转润，言语声音较前清亮有力，触其上半身有少许汗出，不再湿手，其脊背仍感寒冷，合谷穴轻压仍痛。舌质淡，苔薄白，双尺脉沉细但较前有力。辅助检查：空腹血糖7.0mmol/L；餐后2h血糖8.2mmol/L。西医治疗同前，嘱其规则服药。思之，药已奏效，双尺脉沉而有力。《濒湖脉学》指出"脉乃血脉，气血之先"，凭脉可知：肾阳归位则尺脉有力；睡眠转佳乃因肾阳复而能启真阴上济心火，心肾相交，水火既济，"否卦成泰"；夜尿及汗出减少乃因水温木暖，则津液运行有序。大便由初硬后溏转为便溏乃因阳气运行，化寒冰为暖水之象，亦即《伤寒论》所说："至七八日，虽暴烦下利日十余行，必自止，以脾家实，腐秽当去故也"。故而效不更方，并增附子量至20g，吴茱萸至12g，予7剂，两日服1剂，煎服法同前。

三诊时，上半身汗出轻微，已无恶风寒，大便溏，小便调，纳眠可。精神爽朗，面唇红润。血糖控制平稳，予停胰岛素，续用口服降糖药，嘱患者继续监测血糖。患者寒邪殆尽，中阳尚弱，宜纳气归脏，守前方加砂仁（后下）10g，续用5剂，煎服法同前。

学生：老师，该患者总体已收效。但我发现处方中细辛用了10g，对于"细辛不过钱"的说法，您是怎么理解的呢？

老师：关于细辛的用量问题一直困扰着许多医生，我复习和查阅相关资料，在这里讲一下。

细辛一药，临床畏之如虎，用量皆在3g之内，不敢越雷池半步，皆说："细辛不过钱，过钱命相连"。考"细辛不过钱"之说起于宋代陈承的《本草别说》，该书已佚，宋代唐慎微《证类本草》记载："别说：细辛若单用末，不可过半钱匕，多则气闷塞不通而死，虽死无伤"。《本草纲目》亦记载："承说：细辛若单用末，不可过一钱，多则气闷塞不通而死"。后世医家多宗其说，《本草备要》说："然味厚性烈不可过用，不可过一钱，多则气不通，闷绝而死"。《中华人民共和国药典》（1963年版）细辛用量为"三分到一钱"，其后1977年版、1985年版、1995年版、2000年版、2005年版,细辛用量皆为"1~3g"。然而在中医药学发展的过程中,细辛用量过钱的理论与实践却一直存在、发展着,不容我辈忽视。早在汉代,医圣张仲景就善用细辛,最大用量三两,其中射干麻黄汤、小青龙汤、当归四逆汤等皆用细辛三两,麻黄附子细辛汤中用二两。

关于细辛的毒性,根据上海中医药大学王智华等人的研究,细辛经过30分钟煎煮后,其水煎液中挥发油含量随煎煮时间增加而降低。其毒性成分黄樟醚的含量能大大下降,不足以引起中毒。而主要成分甲基丁香酚等仍有多量存在,这为进一步合理使用细辛提供了依据。因此,细辛入汤剂用量不应拘泥于一钱(3g)之内之说。而细辛"单用末"或者入丸散时,则应遵循"细辛不过钱"之说。

学生:老师,谢谢您的讲述,让我豁然开朗。据我了解,《伤寒论》中有不少方剂可以治疗汗证,也想请老师介绍一下。

老师:好的。医圣张仲景著作《伤寒论》为万世垂法,其辨治汗证有丰富方剂,历代医家用之颇验。遂成为经方。具体如太阳病之桂枝汤(营卫不和)证,桂枝加附子汤(阳虚漏汗)证,阳明病之白虎加人参汤(阳明热盛)证,少阴病之四逆汤(阳亡液脱)证等。汗证治法虽有多种,然而条分缕析,归其本,皆本于中焦脾胃,正如《黄帝内经》所言:"饮入于胃,游溢精气,上输于脾,脾气散精,上归于肺,通调水道,下输膀胱",故汗本于水谷之饮,必因于中焦脾胃才能遍布周身,如调和营卫之桂枝汤法,实乃为脾胃虚之轻症立法,病及肾水,则用桂枝加附子汤法;至于阳亡液脱之时,则急用四逆汤法,回阳以救阴(汗)。诸如阳明热盛之实证多汗,则由白虎人参为清热生津立法。正所谓层层设防,步步为营,此乃中医用药之特色。

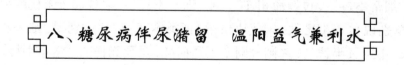

八、糖尿病伴尿潴留　温阳益气兼利水

【案例回顾】

这是一个住院患者的案例。2012年6月12日,一位60岁的女性患者,自诉有糖尿病病史已15年余,20天前出现排尿不畅、少腹坠胀,随后

发展至小便点滴而下，而收治入院。

入院前曾做 B 超，显示"尿潴留、双肾盂积水"。入院时表现为口渴引饮，尿频但尿量少，淋沥不畅，小腹膨满，下肢水肿，低热，不能下床，舌红，苔薄黄。空腹血糖为 24.5mmol/L。西医诊断为"糖尿病神经源性膀胱"。入院后采取中西医结合疗法。中医辨证为湿热蕴结之癃闭，予八正散加减，同时注射胰岛素以控制血糖，并以头孢噻肟钠控制感染，外插导尿管导尿及用庆大霉素加 0.9% 氯化钠注射液冲洗膀胱。因治疗 10 余日，病情未得到有效缓解，后邀请我前去会诊。病史同前，我认为这位患者当属五苓散证，但因阳气鼓动无力而发此病。除此又结合辨病，糖尿病日久必有瘀血阻滞，故需加入活血化瘀之药。

处方：桂枝 9g，泽泻 30g，茯苓 9g，猪苓 9g，白术 15g，水蛭 6g，沉香 9g，车前子（包煎）15g，肉桂（后下）9g，生黄芪 30g，乌药 9g，当归 9g。水煎服，日 1 剂。同时艾灸关元、气海、三阴交穴。

服药 6 剂，症状减轻，以原方续服 12 剂，已拔掉导尿管自行排尿，服至第 30 剂则小便基本通畅，B 超示轻度尿潴留，随即转入门诊巩固善后。

【师生问答】

学生：老师，什么叫糖尿病神经源性膀胱？中医归属哪些疾病呢？

老师：我们先来复习一下：糖尿病神经源性膀胱是指膀胱感觉神经麻痹，排尿功能障碍，又称无张力性膀胱，是糖尿病常见的慢性并发症之一。其发生通常是因为糖尿病代谢紊乱或微血管病变影响到感觉神经的功能，从而引起排尿反射的异常。表现为尿频、尿急、尿无力、排尿时间延长、小便淋沥不尽、尿失禁，甚或出现尿潴留，可引起泌尿系感染，导致或加重肾功能衰竭。目前临床治疗除严格控制血糖外，还包括改善神经营养、纠正代谢紊乱等，但效果并不满意。本病属中医学"癃闭""淋证"等范畴。

学生：老师，那糖尿病神经源性膀胱的中医病机呢？

老师：糖尿病神经源性膀胱的病机可从 3 个方面分析。

1. 脾气亏虚，升降失调

因为脾虚与消渴的关系十分密切。《灵枢·本脏》中说："脾脆，则善病消瘅"，明确指出脾气亏虚是发生消瘅的重要病因。《灵枢·口问》中也说："中气不足，溲便为之变"，指出脾气不足可导致小便频多。《本草经疏》记载："脾得补而中自调，消渴者，津液不足之候也。气回则津液升，津液生则渴自止也。"指出补气则津生，消渴自止。本病是由糖尿病发展而来，而脾在本病的发病中的作用极为重要。脾为"后天之本""气血生化之源"，五脏六腑皆赖其养。脾胃居中州，为气机升降之枢纽，脾胃强健，则清阳上升，浊阴下降，小便通畅。若脾气亏虚，脾主运化及升清的功能失常，导致升降乖戾，可加重本病的发展。脾位于上，膀胱位于下，脾主升清，膀胱主降浊。李东垣曾说："盖胃为水谷之海，饮食入胃，而精气先输脾归肺，上行春夏之令，以滋养周身，乃清气为天者也，升已而下输膀胱，行秋冬之令，为传化糟粕，转胃而出，乃浊阴为地者也。"若脾胃升降失常，枢机不利，饮食不入，糟粕不出，清阳不升，浊阴不降，气血生化无源，脏腑组织器官失其所养，其病乃作。脾气亏虚，清气不能上升，则浊阴难以下降，故小便不利、或癃或闭；脾气亏虚，气虚下陷，不能固摄，又可出现小便遗溺，即《灵枢·口问》中所谓"中气不足，溲便为之变"。脾之运化失权，升清无力，水谷精微下输膀胱则尿多且甜，故《类证治裁·三消论》指出："小水不臭反甜者，此脾气下脱症最重"。《素问·太阴阳明论》中说："脾病……筋骨肌肉皆无气以生，故不用焉"，而排尿功能有赖于膀胱肌肉的收缩，脾虚则膀胱肌萎缩不用，膀胱收缩无力故排尿困难。

2. 肾气亏虚，膀胱气化不利

《金匮要略》中载"男子消渴，小便反多，以饮一斗，小便一斗，肾气丸主之"，开补肾治消渴之先河。《景岳全书》中说："凡治消之法，最当先辨虚实……无论上、中、下三消，宜急治肾，必使肾气渐充，精气渐复，则病自愈。"张介宾云："三消证……多从火治，是固然矣。然以余论之，则三焦之火多有病本于肾，而无不由乎命门。"肾主水，与膀胱相表里，共司二便，膀胱的贮尿和排尿功能皆赖于肾的气化。《素问·五常政大论》中说"其病癃闭，邪伤肾也"，《素问·灵兰秘典论》也说"膀胱者，州都之官，津液藏焉，气化则能出矣"。小便的司职属于膀胱，正常排尿有赖于膀胱与三焦的气化功能，肾阳是膀胱和三焦气化的原动力。肾阴虚损，膀胱开合不利，可发生癃闭。"无阴则阳不化也"，患者消渴日久，阴损及阳，命门火衰，阳不化气，膀胱开阖失司则病发癃闭。《景岳全书》说："阳不化气,则水精不布,水不得火,则有降无升,所以直入膀胱,而饮一溲二,以致泉源不滋,天壤枯涸者,是皆真阳不足,火亏于下之消症也"。有人通过分析近年来中西医结合治疗糖尿病神经源性膀胱的临床研究,发现临床多从肾、脾、肺三脏进行治疗,其中肾脏是关键,还应考虑气虚、阴虚、阳虚及血瘀等因素。

3. 瘀血内阻,贯穿始终

《景岳全书》中说:"凡癃闭之症……或以败精,或以槁血,阻塞水道而不通也",指出肾精不足、瘀血内停可致癃闭。脾虚推动无力可致瘀;肾虚不能濡养血脉可致瘀;气机失调,血行无序亦可致瘀。瘀血既是脏腑虚惫及功能失调的病理产物,又作为新的致病因素加重肾阳亏虚,阻滞气机,进一步影响脏腑功能,成为新的致病因素。瘀血内阻于肾,肾失主水之职,浊阴不能正常外泄,可致癃闭;内阻于脾,不能升清降浊,亦可致癃闭;内阻于肺,肺失宣降,不能散津布液,小便量少,甚则闭塞不通。瘀血蕴结膀胱,形成相互胶结之势,使疾病更加缠绵难愈。因此,我们认为,脾肾两虚是本病的发病之本,气机失调是本病致病的重要环节,瘀血内阻作为病理产物及新的致病因素,是本病的发病之标。总之,标本并存、虚实夹杂为本病之病机特点。

学生: 老师,已知糖尿病神经源性膀胱的病机,属中医学"癃闭""淋证"的范畴,但应该如何治疗?

老师: 糖尿病神经源性膀胱是由于膀胱气化之力不足,尿液代谢失常,导致排尿困难,尿有余沥,甚则尿频点滴而下,以至不通。可运用五苓散配沉香、乌药、车前子、肉桂,以温阳化气、行气利水。《金匮要略》中说:"血不利则为水",故以水蛭、当归化瘀滞、利水道,配黄芪壮气机之行。我们知道,五苓散出自《伤寒论》,具有化气行水的功效,"太阳病……若脉浮,小便不利,微热消渴者,五苓散主之"。其温阳化气的功能既可以用于水液停留之"蓄水"证,也可以治疗水液代谢失常的其他病症,只要辨证准确,用之疗效明显;在辨证的同时,尚需要结合辨病。本案考虑了消渴内有瘀血的病机,在温阳化气的同时加以活血化瘀药,因而收效。另外本案也佐证了小便不利和消渴可同时出现,此系消渴病久延及膀胱,气化失常,水蓄于内所致。因此,应当结合消渴和癃闭的病机辨证治疗,方能见效。

学生：老师，糖尿病神经源性膀胱中医归属为"癃闭"，那它的病因病机和一般意义的癃闭有什么区别？

老师：嗯。糖尿病尿潴留虽然属于癃闭，但有它自身的病因病机特点。本病临床症见尿意频频，小便淋沥不爽，点滴而下，遗尿；或尿如细线，尿流中断。常伴少腹拘急，甚则小腹胀满疼痛不得尿。病情严重时，可出现头晕、头痛、恶心、呕吐、胸满、喘促、水肿，甚至神昏。属于中医学"癃闭"的范畴。《黄帝内经》即有"膀胱不利为癃，不约为遗溺"和"膀胱病，小便闭"的记载。《素问·灵兰秘典论》说："膀胱者，州都之官，津液藏焉，气化则能出矣"，小便的通畅，有赖于膀胱的气化，因此，癃闭的病位在膀胱。基本病机为肾和膀胱气化失司。

本病消渴所致的癃闭，其与一般癃闭的病因病机不完全一样。我们认为虽然到癃闭的阶段多以脾肾虚证为主，但毕竟是由消渴所致。消渴的基本病机是阴虚燥热。而阴虚之中，又以肾阴虚为主。肾藏精，属水脏，肾阴为人体阴液的根本。真阴亏耗，水源不充，相火独亢，久而耗气伤津，肾气的固摄和气化功能失常，膀胱的气化失司，开合失权，出现小便不利或癃闭。故此病是由阴虚发展至气虚，阴虚贯穿整个病机变化的始终。故消渴所致癃闭，病位在肾、膀胱，病机为气阴两虚，肾与膀胱开合失权，水停膀胱。

学生：老师，本例糖尿病神经源性膀胱患者，是以温阳化气、补肾利水为法治疗，那糖尿病尿潴留患者不同阶段的治法用药是否有所不同？

老师：是的，糖尿病神经源性膀胱的治疗不同阶段确有所不同。

阴虚是本病的病理基础，气虚是本病的直接原因，水停膀胱为本病的结果，而气阴两虚为虚，水停膀胱为实，虚实夹杂。故治疗大法是以扶正祛邪为主，即滋阴益气利水，佐以行气活血通络。而因为本病有这种"阴虚—气虚—水停膀胱"的病理转机，故在治疗上应分阶段，分重点。

在治疗初期，应扶正祛邪而以祛邪为主即以利水为主，多用五苓散、五皮饮、真武汤等方或冬瓜皮、益母草、椒目、赤小豆等药利水渗湿。利水可以将停贮于膀胱失于气化的尿液分次排出，使单次尿量增多，减少排尿次数，从而减轻早已虚损的肾与膀胱的负担，缓解尿频、淋沥不尽等症状；同时辅以益气养阴，使水源得充，补充气之化源，逐渐恢复肾与膀胱气化功能。

治疗后期水邪之势已衰，则以益气养阴为主，多用生脉散、六味地黄丸等方或桑椹、枸杞、山药、白术等药，气阴双补、滋肾补脾，固护先后天之本，使脾复健运，肾复气化；佐以利水化湿，协助膀胱行开阖之能，则水湿自化。

学生：老师，我查了一些文献资料，了解到有不少医生都会用五苓散治疗糖尿病尿潴留，中医讲究辨证论治，那怎样的情况下比较适合使用五苓散？

老师：嗯，是这样，有时也会根据患者的病情，运用五苓散治疗糖尿病尿潴留。五苓散具有健脾温肾、运化水湿的功效。常用的五苓散化裁方一般组成如下：

茯苓 15g，桂枝 10g，白术 10g，猪苓 10g，泽泻 12g，白芍 10g，当归 10g。

临证加减：兼有湿阻，舌苔白厚，脘腹胀满，胃纳不振者，加藿香10g，陈皮 10g，白豆蔻 10g；兼有气阴亏虚者，加生黄芪 15g，党参 10g，麦冬 10g；兼有血瘀者，加桃仁 10g，川芎 10g。

学生：老师，糖尿病尿潴留除了用中医药的方法，针灸能治吗？

老师：是的，针药结合治疗糖尿病尿潴留也能取得较好的疗效。例如有学者就有针药结合治疗本病的报道，常用取穴：三阴交、关元、气海、中极、阴陵泉，直刺 0.5~1 寸，平补平泻，得气后留针 30min，每日 1 次。三阴交穴是脾肾肝经的交会穴，关元穴有补肾理气、壮阳之功，促进肾、膀胱、三焦气化；气海穴属于任脉，有强壮、温补下焦作用，中极穴属于任脉与三阴经交会穴为膀胱经募穴；阴陵泉穴健脾化湿，通利三焦，故疗效满意。

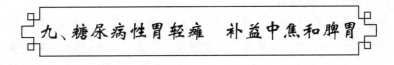

九、糖尿病性胃轻瘫　补益中焦和脾胃

【案例回顾】

一位 63 岁的女性患者，于 2004 年 4 月 10 日前来就诊。患者自诉3年前因为觉得自己胃口太好，老是觉得饿，前去医院检查，多次测空腹血糖均在9.3~12.0mmol/L，诊断为"2型糖尿病"。经饮食、运动及药物治疗后，空腹血糖控制在5.7~7.8mmol/L，餐后2小时血糖控制在6.8~10.3mmol/L。但是大约在半年前，患者开始出现上腹胀闷、嗳气，餐后尤其明显，偶有恶心，饭量也随之减少，经常感觉体倦乏力。去医院查了胃镜，未见食管及胃、十二指肠器质性病变，肝胆胰脾B超也未见异常。先后服用过吗丁啉、西沙必利，开始吃的时候都有效果，但是2~3周后症状又会再次出现。10天前，患者自行停服了降糖药物，2天前开始，自觉前面这些症状更加严重了。

现症见上腹胀满，嗳气，尤以餐后明显，时有恶心，食量减少，大便时干时溏，倦怠乏力，舌质淡，苔白略干，脉沉细。

查空腹血糖7.1mmol/L，餐后2小时血糖15.0mmol/L，肝、肾功能正常。食管、胃X线钡餐造影检查提示为：蠕动减弱，伴食物胃内潴留，排空延迟。

西医诊断：2型糖尿病，糖尿病性胃轻瘫。

中医诊断：消渴，胃痞。

辨证属脾胃虚弱，中焦不达。治宜补气健脾，和胃理气。

处方：莱菔子15g，鸡内金15g，党参15g，白术15g，茯苓15g，佛手15g，赤芍15g，半夏10g，枳壳10g。上方水煎取汁300ml，每日1剂，早晚分服。

嘱患者遵医嘱积极配合治疗，继续服用降糖药，均衡规律饮食，适当运动，保持乐观情绪。

二诊：服上药6剂后，患者自觉上腹胀满、嗳气及倦怠乏力明显减轻，偶有恶心，饮食尚可，排便略感不畅，舌质淡，苔白，脉沉细。查空腹血糖6.1mmol/L，餐后2小时血糖9.1mmol/L。在原方基础上加用槟榔15g，山药10g，再服6剂，余治疗同前。

三诊：服上药1周后，患者自诉上腹胀满、嗳气、恶心及倦怠乏力等症消失，饮食正常，大便正常，舌质淡，苔薄白，脉沉细。查空腹血糖5.3mmol/L，餐后2小时血糖6.7mmol/L。空腹钡餐造影提示胃内未见潴留。病情稳定。

【师生问答】

学生：老师，什么叫做糖尿病性胃轻瘫呢？本例患者的消化道症状和糖尿病有关吗？

老师：糖尿病性胃轻瘫是糖尿病胃肠自主神经病变常见的症状。又称糖尿病自主神经性胃麻痹或胃潴留。表现以胃张力低下，排空延缓而出现厌食、恶心、呕吐等消化道症状，是糖尿病常见的并发症之一。当呕吐前 4~6 小时所进食物或清晨空腹残留量多于 200ml 即称为胃潴留。由于胃张力低下可影响降糖药物的吸收而使血糖波动。而糖尿病性胃轻瘫的消化道症状和糖尿病是有关系的。

学生：老师，糖尿病性胃轻瘫是什么原因引起的？

老师：糖尿病性胃轻瘫发病机制尚不十分清楚，一般认为与自主神经病变有关。另外，有关研究提示，胃黏膜微循环障碍影响自主神经和胃内微循环灌注也是重要的因素。

学生：老师，那糖尿病性胃轻瘫归属于中医哪个病证呢？怎样去理解病因病机？

老师：糖尿病性胃轻瘫相当于中医学的"呕吐""反胃"等。

中医学认为呕吐的发生，为脾胃清浊相淆，升降失司，胃失和降所致。始感胃脘不适，膨闷胀饱，食纳不佳；继之恶心呕吐者称为"反胃"，又称"翻胃"，指食物进入胃中随即吐出的病证。古人说："朝食暮吐，暮食朝吐"，是指出胃内有宿食而引起的呕吐；隋代巢元方在《诸病源候论》中指出："荣卫俱虚，其气血不足，停水积饮在胃脘则脏冷，脏冷则脾不磨，脾不磨则谷不化，其气逆而成胃反也，则朝食暮吐，暮食朝吐，心下牢大如杯，往来如塞，甚则食已即吐，其脉紧而弦，紧则为寒，弦则为虚，虚寒相搏，故食已即吐，名为反胃。"李东垣在《脾胃论》中说："呕吐哕皆属脾胃虚弱，或寒热所侵，或饮食所伤，致气上逆而食不得下"。可见古代医家精辟地论述了脾胃升降乖戾，胃不受纳降浊，脾不运化升清，水谷不化，上逆则吐的发病机制。呕吐与反胃在病因、病理、症状均有相似之处，然各有所不同，呕吐为胃失和降，气逆于上；反胃为虚寒瘀滞，胃之下口阻碍，幽门不放所致。

学生：老师，糖尿病性胃轻瘫中医有虚实之分吗？

老师：中医看病始终坚持辨证论治，每个疾病都有虚实之分。糖尿病性胃轻瘫，实证见于外邪犯胃、或饮食停滞、或肝气犯胃，起病多数急骤；虚证主要为脾胃虚寒、或胃阴不足所致，多数起病缓慢。

学生：谢谢老师！那辨证分型治疗糖尿病性胃轻瘫，又有哪些有效方呢？

老师：根据相关资料和临床经验，一般把常见证型分4类。

1. 脾胃虚弱型糖尿病性胃轻瘫

常用组方：黄芪 30g，党参、炒山药各 20g，焦白术、当归、柴胡各 12g，陈皮、升麻、葛根、枳壳、木香、鸡内金各 10g，川芎 6g。具有补气健脾，升清降浊之功效。

主治胸脘不舒，痞塞胀满，食后腹胀，气短乏力，体倦懒言，大便稀溏，舌淡，苔白，脉沉细无力。

2. 脾虚湿盛型糖尿病性胃轻瘫

常用组方：赭石 25g，党参 20g，茯苓 15g，当归 12g，陈皮、半夏、白术、苍术、厚朴、砂仁、枳壳、旋覆花、白蔻仁各 10g，川芎 8g。具有健脾化湿止呕之功效。

主治胸脘痞闷，食后腹胀，纳少体倦，呕恶痰多，呕吐涎沫，舌质淡，边有齿痕，苔白腻，脉濡缓。

3. 肝气不舒型糖尿病性胃轻瘫

常用组方：赭石 25g，当归、柴胡、陈皮、杭白芍各 12 克，枳壳、川芎、香附、郁金、半夏、竹茹各 10g。具有疏肝解郁，理气消滞之功效。

主治胸脘不舒，痞塞满闷，口苦时干呕，心烦易怒，两胁胀满，善太息，舌淡，苔白，脉弦弱。

4. 肝胃郁热型糖尿病性胃轻瘫

常用组方：生石膏 30g，生地黄 20g，麦门冬、牛膝、黄芩、黄柏各 15g，柴胡、杭白芍、郁金、竹茹各 12g，知母 10g，黄连、吴茱萸、甘草各 6g。具有清泻肝胃之火之功效。

主治烧心反酸，胃脘烧灼感，食后腹胀，口渴喜冷饮，时时欲呕，烦躁易怒，舌质红，苔黄，脉弦滑。

学生：老师，临床上辨证分型有以上 4 种，那针对本案患者的情况，处方用药有何意义？

老师：好的。那就根据本案例谈谈处方用药的意义。

由于糖尿病日久多表现为气阴两虚，而胃轻瘫正是在此基础上引起脾胃气机升降失常，胃不受纳降浊，脾不运化升清，而造成腹胀、痞满、呕恶、反胃等症。方中以党参、茯苓、白术益气健脾；配以半夏理气和胃，化痰降浊；佛手疏肝理气，消胀除满；枳壳理气消胀化积，有促进胃肠蠕动作用；莱菔子、鸡内金消食化滞。诸药合用，有补气不滞、温和不燥、泻中有补之特点。

在临证遣方用药时应力避苦寒辛燥、峻下耗气之品，当以甘寒润其燥，甘温补其虚，补益除其胀。对病程较长、年龄偏大、有明显瘀象之病证，应适当加入活血化瘀之品，如丹参、三七、赤芍等，有活血而不耗血，祛瘀而不伤正的功效，使胃肠气血流畅以改善微循环，有利于胃肠运动功能恢复。

学生：老师，中医外治方法对糖尿病性胃轻瘫有哪些？

老师：中医外治方法较多，也多有效。如针刺、灸法、穴位敷贴等都可以。下面说几个常用的方法：

1. 体针

取天枢、中脘、足三里、脾俞等穴；用补法加灸，每日 1 次，10 次为一疗程。

2. 耳针

取胃、神门、交感、皮质下、食管等穴；每次 2~3 穴，强刺激，每日 1 次，10 次为一疗程，每次留针 30 分钟，或穴位埋豆（王不留行籽）等。

3. 灸法

取内关、中脘、建里、足三里、脾俞、胃俞、天枢、关元、肾俞等穴；每次 4~6 穴，隔日 1 次，每次 3~5 壮，用隔姜灸或悬灸，10 次为一疗程。

4. 穴位敷贴

寒性呕吐，用吴茱萸适量，研细末，以醋或开水调成膏状，敷涌泉穴，2~4 小时即可见效。

学生：老师，糖尿病性胃轻瘫在饮食上要注意哪些？

老师： 根据患者不同情况制订合理饮食方案，指导患者合理安排每日饮食。在饮食调配中碳水化合物不宜控制过严，脂肪的摄入量应尽量减少，蛋白质供给要充足，同时保证维生素、适量的无机盐和微量元素的摄入。忌食含糖量过高的食物，少食含胆固醇高的动物脂肪，特别是伴有高血压的患者应减少食盐摄入量。糖尿病肾病患者还应减少植物蛋白的摄入。对易产生饥饿感的患者，食物中应适量增加含纤维素食物，多纤维食物不仅可以延缓食物的吸收，降低血糖高峰，改善血糖、脂肪代谢紊乱，促进胃肠蠕动，防止便秘，还能补充多种维生素及微量元素，增加饱胀感，有利于肥胖患者减轻体重。

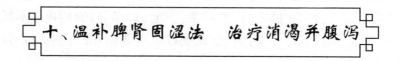

十、温补脾肾固涩法 治疗消渴并腹泻

【案例回顾】

有一位年龄 50 岁的男性患者前来就诊。一进门，见他用手捂着自己的肚脐周围，问他是不是来看肚子痛的，他说不是，是来看拉肚子的。原来这位患者好几年前开始逐渐出现乏力消瘦，在某医院确诊为"2 型糖尿病"，予以口服格列齐特、二甲双胍等药，监测空腹血糖在 6.8~10.9mmol/L 之间波动。2 年前开始发现自己体重逐渐减轻，从原来的 78kg，逐渐下降到了 62kg，同时伴有大便泄泻，每天 2~4 次。近 3 个月更是出现大便时有失禁，患者一度怀疑自己得了肠道肿瘤，经过肠镜检查，没有发现肠道肿瘤，后经家人劝说，前来中医科就诊。

追问病史，患者平素体质较弱，动不动就容易感冒，时有心悸心慌，睡眠质量也不好，还有遗精阳痿，腰膝酸软，畏寒肢冷，倦怠乏力。

体检：面色萎黄，精神萎靡，极度消瘦，双眼睑下陷，皮肤缺乏弹性，呈舟状腹，腹部压痛（+），P90 次 /min，BMI 21（身高 171cm，体重 61kg），浑身皮肤刺痛不欲穿衣，舌淡体胖，苔白腻，脉濡细。

理化检查：空腹血糖 7.6mmol/L，餐后 2 小时血糖 10.0mmol/L，HbA1c 7.2%；TC 4.4mmol/L，TG1.9mmol/L，HDL 0.98mmol/L，LDL 3.8mmol/L；血钾 3.2mmol/L，血钠 121mmol/L，血氯 92mmol/L；尿蛋白定量 15mg/24h。

尿常规:尿糖(－),尿酮体(－)。便常规:稀水样便,余(－)。胃肠 X 线钡餐造影提示肠蠕动活跃,未见占位性病变。

西医诊断:2 型糖尿病,糖尿病神经性腹泻,脱水。

中医诊断:消渴,泄泻,证属脾肾阳虚。

西医处理:5%葡萄糖氯化钠注射液 500ml 静脉滴注;优泌林 70/30 早 10U、晚 8U 餐前 15 分钟皮下注射。

中医治则拟温补脾肾,固涩止泻。方药以四神丸合附子理中汤加减。

处方:补骨脂 15g,人参 10g,干姜 6g,吴茱萸 3g,白术 10g,附子 6g,肉豆蔻 6g,五味子 10g,甘草 6g。

经治疗 3 天后,患者电解质恢复正常,脱水得到纠正,腹泻次数有所减少,则停止输液;胰岛素与中药继续应用。2 周后腹泻基本消除,大便每日 1~2 次,食欲增加,体重增长到 66kg,空腹血糖 6.5mmol/L,餐后 2 小时血糖 9.8mmol/L,汤药改为补中益气汤合理中丸加减。

【师生问答】

学生:老师,糖尿病神经性腹泻的临床表现有哪些?

老师:糖尿病神经性腹泻是糖尿病自主神经病变常见的临床表现之一。它是由于血糖长期控制不理想,导致肠神经损害,小肠神经功能明显紊乱,主要由支配小肠的交感神经和副交感神经受累所致。患者常出现无痛性腹泻,大便呈糊状或水样,无脓血,大便培养无感染依据,往往以餐后、黎明前或半夜为多,大便可一日四五次,甚至十余次不等,清晨为多,便下稀薄,有水样黏液,并带有不消化的食物,严重者出现大便失禁,发生小肠吸收不良综合征,容易引起电解质紊乱,甚至诱发酮症酸中毒。

学生:老师已介绍了本病西医的概念和临床表现,那中医是怎样认识糖尿病神经性腹泻的呢?

老师:腹泻是指大便次数增多,粪便清稀以至呈水样便。主要由于湿邪所胜及脾胃功能障碍所致,一年四季均可发生,尤以秋夏季为多见。在《黄帝内经》称"泄",有"濡泄""洞泄""注泄""飧泄";唐汉时期称"下利""泄泻"。《丹台玉案·泄泻门》指出:"泄者,如水之泄也,势犹铫缓,泻者,势似直下,微有不同,而其病则一,故总名之说泄泻"。泄泻主要病变在脾胃和大小肠,按发病情况可分实泻证和虚泻证。

学生:老师,那我们是否可以理解为该糖尿病神经性腹泻患者是命门火衰、中气下陷?

老师:是的。本例糖尿病神经性腹泻患者由于禀赋不足,复因消渴病缠绵不休而致脾肾阳虚;脾阳虚衰,不能受纳水谷,运化精微,水谷停滞,混杂而下则泄泻;脾阳虚亏,不能输布水谷精微以荣周身四末,则消瘦;脾肾阳虚,阴寒内盛,则形寒肢冷,面色萎黄,遗精阳痿,腹中冷痛;命门火衰,中气下陷而出现大便失禁。

学生:老师,您处方用了四神丸和附子理中汤加减,这两首方剂各有什么特点?

老师:好的。下面就分别说一下这两首方剂。

四神丸出自《内科摘要》,肉豆蔻二两、补骨脂四两、五味子二两、吴茱萸二两,上为末,生姜四两,红枣五十枚,用水一碗,煮姜、枣,水干,取枣肉,丸桐子大,每服五七十丸,空心食前服。具有温肾暖脾、固肠止泻之功效。用于脾肾阳虚所致的泄泻,症见五更泄泻,不思饮食,食不消化;或久泻不愈,腹痛喜温,腰酸肢冷,神疲乏力,舌淡苔薄白,脉沉迟无力。五更泻,又名鸡鸣泻、肾泄。《素问·金匮真言论》中说:"鸡鸣至平旦,天之阴,阴中之阳也,故人亦应之"。脾肾阳虚,阳虚则生内寒,而五更正是阳气初升之时,人体阳气得到大自然天阳之气的襄助,将体内阴寒之气驱逐于外,故于黎明前五更泄泻。肾阳虚衰,命门之火不能上温脾土,脾失健运,故不思饮食,食不消化。脾肾阳虚,阳气不能化精微以养神,以致神疲乏力。舌质淡苔薄白,脉沉迟无力,均为虚寒之象。方中重用补骨脂辛苦大温,补命门之火,以温养脾土,《本草纲目》谓其"治肾泄",故为君药。肉豆蔻辛温,温脾暖胃,涩肠止泻,配合补骨脂,则温肾暖脾,固涩止泻之功相得益彰,故为臣药。五味子酸温,固肾益气,涩精止泻,吴茱萸辛苦大热,温暖脾胃,以散阴寒,共为佐药。生姜温胃散寒,大枣补脾养胃,共为使药。诸药合用,俾火旺土强,肾泄自愈。方名"四神"者,正如王晋三所说:"四种之药,治肾泄有神功也"。

附子理中汤是由附子理中丸变化剂型而来。附子理中丸出自《太平惠民和剂局方》,附子、人参、白术、干姜、炙甘草各三两,上为细末,炼蜜为丸,每两作一十丸,每服一丸,以水一盏,化破,煎至七分,稍热服之,空心食前。功用温阳祛寒,补气健脾。主治中寒腹痛、吐泻、脉微肢厥,或霍乱吐利、转筋等脾肾阳虚之阴寒重症。本方即理中丸加附子。附子大辛大热,有毒,《珍珠囊》谓其"温暖脾胃,除脾湿肾寒,补下焦之阳虚",《本草纲目》载其治"暴泻脱阳,久利脾泄",故附子理中丸能治脾肾阳虚之阴寒重症。故本方不但治中焦,且能治下焦;不但温脾,且能温肾,为补火生土之剂。

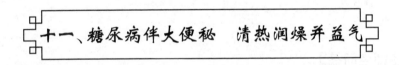

十一、糖尿病伴大便秘 清热润燥并益气

【案例回顾】

2004年6月的一天,门诊来了一位45岁的女性患者。自诉3年前因为工作紧张劳累,自我感觉疲惫乏力,同时出现大便干结,数日1行。当时前往省城医院就诊,检测了空腹血糖为8.6mmol/L,后确诊为"2型糖尿病",多年来服用消渴丸等。近半年来,反复检查血糖,控制欠佳,而且便秘情况愈演愈烈,常需开塞露辅助通便,同时还逐渐出现了小便量少、色黄,口干,还有口臭,腹胀,倦怠乏力,常是急躁心烦、容易生气。自诉以前身体一直挺健康,喜食辛辣厚味。其祖父有糖尿病史。

观察患者体型偏胖,面色红润,口中有异味,BMI26(身高161cm,体重68kg)。察舌脉,舌红苔黄腻,脉弦滑数。

理化检查:空腹服血糖8.2mmol/L,餐后2小时血糖11.6mmol/L,HbA1c 7.2%,TC 5.8mmol/L,TG 2.1mmol/L,HDL 1.2mmol/L,LDL 3.9mmol/L。尿常规:尿糖50mg/dl,尿酮体(−)。胃肠X线钡餐造影提示肠蠕动缓慢,未见占位性病变。

西医诊断:2型糖尿病,胃肠自主神经功能紊乱,便秘。

中医诊断:消渴病便秘,证属阴虚燥热。

处理：瑞格列奈每次 1mg，每日 3 次，口服；必要时灌肠通便。

辨证：治拟清热润燥，益气通便。方药以调胃承气汤合黄芪汤加减。

处方：大黄 10g，麻仁 10g，杏仁 10g，白芍 10g，枳实 10g，厚朴 10g，生地黄 10g，玄参 10g，黄芪 20g，党参 10g，白术 10g，藿香 10g。每日 1 剂，水煎，分 2 次温服。

二诊：患者经服用上述汤药 3 剂后，大便通畅，口干口臭、腹胀改善。拟改为益气养阴，润肠通便，方药以润肠丸合五仁丸加减，组方以生地黄、当归、黄芪、玄参、知母、火麻仁、郁李仁、牛膝为主。气阴双调，润畅通便。

2 周后二便已调。复查空腹血糖 6.2mmol/L，餐后 2 小时血糖 7.6mmol/L，口臭、腹胀等消失。病情稳定则将汤药制成丸药，并予瑞格列奈每次 1mg，每日 3 次。

【师生问答】

学生：老师，这位糖尿病患者为什么会出现便秘呢？

老师：在讨论这案例之前，先来说说便秘这个病证。

便秘是粪便在肠腔滞留过久，大量水分被肠壁吸收，导致粪便干燥、坚硬，正常排便的规律消失。便秘是糖尿病患者，尤其是老年糖尿病患者常见的现象。糖尿病并发顽固性便秘多是伴随糖尿病自主神经病变的表现。西医学认为自主神经病变引起神经体液对结肠的信号不能传递而引起胃-结肠反射减弱或消失。

中医学认为，便秘主要由于大肠传化失司，脏腑气机升降失调，津亏肠燥所致，其病虽在大肠，但与脏腑经络、气血津液、精神情志等密切相关，是人体气血阴阳失调的一种表现。糖尿病性便秘的病位在大肠，大肠传导功能失常，常与脾、胃、肺、肝、肾脏腑功能失调相关。胃与大肠相连，胃热炽盛，下传大肠，耗伤津液，燥屎内结；脾虚失运，传送无力，糟粕内停，则大便难行；肺热伤津，肺与大肠相表里，肺热下移大肠，肠液津枯，大便干燥；肝郁气滞，腑气不通，气滞不行，致排便不畅；肾司二便，肾阴不足，脏腑失濡养，便干不行；肾阳不足，肠失温煦，传运无力，大便不通。

本例患者素为阳盛之体,过食辛辣,脾胃积热,复因消渴病耗阴伤气,而致气阴两虚;阴虚则肠燥,气虚则大肠传送无力,而致大便干燥、秘结不通;热盛于内,秽气内蕴,则口干口臭;阴虚内热则面红溲赤,心烦急躁;糟粕内停而腹中胀满。

学生:老师,初诊的处方是调胃承气汤合黄芪汤加减,是如何考虑的呢?

老师:鉴于气阴两虚,大便秘结,治拟益气养阴通便,取方中大黄荡涤肠胃积热,为君药;黄芪补益肺脾,党参、白术健脾益气,以增强黄芪补气之力,为臣药;麻仁润肠通便,白芍养阴和里,枳实、厚朴行气除满,共为佐药;生地黄、玄参养阴润肠,杏仁降气润肠,藿香芳香化浊,辟秽除臭,均为使药,诸药合用以达润燥通便之效。如大便秘结,出现腹胀疼痛者,加芒硝咸寒泄热,软坚润燥;烦躁口干者,加知母、生石膏、焦山栀以清泄肺胃,除烦止渴。

学生:老师,二诊时处方进行了调整,运用了润肠丸和五仁丸,这两个方与前面的调胃承气汤、黄芪汤有什么区别吗?

老师:好的。那我们再来讨论一下这个问题。

润肠丸由桃仁、羌活、大黄、当归、火麻仁组成,具有润肠通便之功能,适用于实热便秘。五仁丸由桃仁、杏仁、柏子仁、松子仁、郁李仁、陈皮组成,也具有润肠通便之功能,多用于年老体弱、产后、病后肠燥便秘或习惯性便秘。

这两首方剂与调胃承气汤合黄芪汤比较,后者泻下除热力强、兼有补气健脾作用,前者润燥润肠作用较为显著。

学生:老师,平时便秘的患者遇到的也不少,尤其是实热型的,那有治疗便秘的单验方吗?

老师:有的,实热型便秘验方及中成药如下:

1.大黄粉每次 1~2g,顿服。

2.大黄苏打片 2~4 片 / 次,每日 3 次。

3.番泻叶 3~6g,每日 1 次,泡水代茶。

4.更衣丸 3g/d,或更衣片 5 片 /d。

学生：老师，针灸疗法也能治疗便秘吗？

老师：是的，针灸确实也能治疗便秘，这里简单介绍几种针灸疗法。

1. 体针

取大肠俞、中髎、上巨虚、列缺、照海、承山、支沟等穴。

大肠俞、中髎、上巨虚、承山用泻法，强刺激；中髎进针可稍深，较强刺激，针感向肛门放射；照海补法，支沟平补平泻。

2. 耳针

取直肠下段、大肠、皮质下等穴，强刺激，留针 1~2 小时，每日 1 次；或王不留行籽压豆法。

学生：老师，从这个病例中我们知道部分糖尿病患者会并发便秘，那请问，胃肠病变贯穿在糖尿病整个病程当中吗？对糖尿病的发生发展有影响吗？

老师：是的。看来你学习时思维还是很活跃的。确实，我们可以认为 2 型糖尿病的病理中心在胃肠。糖尿病实际上可以说是吃出来的病，损伤的部位最先是在胃肠，由胃肠牵涉到胰腺、肝、肾等。所以糖尿病的起因直接指向胃肠，在胃肠过度负担的情况下，肝胆系统在拼命地工作，胰腺系统也在拼命工作，所有脏器都要帮助消化这些东西，直接损伤的是胃肠，间接损伤的是肝、胆、脾、胰这位辅助消化系统。

学生：老师，胃肠病变对糖尿病的发生发展有影响吗？

老师：当然有影响。上面已谈到糖尿病的病理中心在胃肠，我们把糖尿病的发生发展、病情演变可以用 4 个字来概况，这就是"郁—热—损—虚"。

阶段一：郁。

郁，即胃肠郁积。为什么现在儿童糖尿病发病明显增多，因为小孩子从小就被长辈喂得太饱、太多，把胃都撑大了，孩子就经常感觉不饱腹、不满足，他就一直要多吃，形成一个非常不好的生活习惯，所以达到一定年龄，他已经是一个"老肥胖"了。

阶段二：热。

这个是在"郁"的基础上继续发展的，当然，糖尿病由"郁"到"热"可不是半个月、1 个月的形成的，有时候是几年，甚至十几年，长期"郁积"

的结果。

阶段三：虚。

虚有气虚、阴虚、脾虚之别。古代认识糖尿病，是"消渴"（糖尿病的中晚期），治疗上比较强调补法。但我们发现在"热"的阶段，最根本的问题在于"撤火"，取以釜底抽薪。在"热"的阶段不是去"补"，而是重点在于"清"，在于"撤火"，在这个基础上再去考虑"补"的问题，所以选用白虎汤。气虚阴虚者，在白虎汤的基础上加人参汤。

阶段四：损。

这个阶段，已经有大、小血管的病变。大的血管我们叫它"脉络"，是以脉为主的大血管；小的叫它"络脉"，以络为主的微循环，是小的络脉，即小血管和微血管。像糖尿病的眼底病变、肾脏病变、神经病变，还有皮肤病变、心肌病变等，很多都属于微循环、微小血管的病变；大血管的病可能是心脏的冠状动脉、脑动脉、下肢动脉。冠状动脉硬化导致冠心病，出现心绞痛、心肌梗死；下肢动脉硬化，导致下肢动脉闭塞、堵塞。

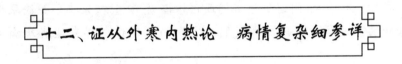

十二、证从外寒内热论　病情复杂细参详

【案例回顾】

2004 年我曾经接触过一个住院的患者，他得的是 2 型糖尿病合并糖尿病酮症酸中毒、细菌性肺炎。具体情况是这样的：患者大约在 2 年前开始出现口渴明显，饮水量突然增加很多，同时还有较强的疲劳感，汗出明显，当时前往医院，体检发现空腹血糖 7.8mmol/L、餐后 2h 血糖为 13mmol/L，诊断为"2 型糖尿病"，并予阿卡波糖片每次 50mg，每日 3 次口服。但患者一直没有规律地服用药物。来住院前一晚，因为应酬喝了很多酒后，出现呕吐、嗜睡，继则发热（T 38.6℃），同时伴有浑身酸痛，咳嗽气急，鼻塞声重，微畏风寒，咽干舌燥，咳黄稠痰，溲赤便秘。询问既往史，无其他特殊病史；父健在，但母亲患有糖尿病。

入院体检：急性面容，意识清楚，身体虚弱，双眼轻度下陷，皮肤缺乏弹性,右肺叩诊呈实音,两肺呼吸音粗,可闻及管状呼吸音,T 39.2℃,P 92 次 /min,BP 120/85mmHg,心率 92 次 /min,心律齐,心未闻及病理性杂音,$A_2 < P_2$,肝肋下可触及。察舌脉,舌红苔黄,脉浮数。

理化检查:血常规提示 WBC $14×10^9$/L,中性粒细胞百分比 78%;血糖 16.2mmol/L,血清 $TCO_2$18mmol/L,血清 K^+3.5mmol/L,Na^+115mmol/L,Cl^-89mmol/L。尿常规:尿酮体 60mg/dl,尿糖 1 000mg/dl。X 线片提示右侧肺炎。痰培养提示肺炎链球菌,对青霉素敏感。

西医诊断:2 型糖尿病合并糖尿病酮症酸中毒,细菌性肺炎。

中医诊断:消渴病外感温邪,证属表寒里热证。

处理:0.9% 氯化钠注射液 500ml 加青霉素 360 万 U 静脉滴注,每日 1 次,连续 7 天;诺和灵 30R 早 12U、晚 8U,餐前 15 分钟皮下注射。

辨证论治:治则拟疏风宣肺,散寒清热。方药以麻杏石甘汤加味。

处方:麻黄 6g,生石膏 20g,杏仁 10g,甘草 6g,知母 10g,栀子 10g,荆芥 10g,防风 10g,黄芩 10g。

【师生问答】

学生:老师,请问这位患者的西医诊断是"2 型糖尿病合并糖尿病酮症酸中毒,细菌性肺炎",那我们从中医的角度该怎样来理解其病因病机呢?

老师:本案例消渴病外感温邪(表寒里热),多因阴虚内热,饮食不节,复感风寒,外寒为内热所遏,而致外寒里热证。出现表邪夹热则感浑身酸痛,鼻塞声重,微畏风寒;内有蕴热,则心烦咽痛,咽干口渴;寒邪郁闭化热,肺失宣降而咳嗽气急,咯黄稠痰;热结于下,则溲赤便秘;舌脉均为外寒内热之候。

从西医学的角度讲,患者基于糖耐量异常,复因酗酒诱发糖尿病酮症酸中毒。患者鉴于高血糖、酮症酸中毒、酒精中毒机体免疫功能低下诱发肺部感染。

学生:老师,麻杏石甘汤在《伤寒论》中原来是治疗太阳病,发汗未愈,风寒入里化热,"汗出而喘"者,您怎么会考虑用于这个患者的呢?

老师:本案例糖尿病合并糖尿病酮症酸中毒,细菌性肺炎,在抗感染、控制血糖的基础上，用麻杏石甘汤加味，方证相符。麻杏石甘汤具有辛凉宣泄，清肺平喘之功效。用于外感风热，或风寒郁而化热，热壅于肺，而见咳嗽、气急、鼻煽、口渴、高热不退，舌红苔白或黄，脉滑数者。临床常用于治疗感冒、上呼吸道感染、急性支气管炎、肺炎、支气管哮喘、麻疹合并肺炎等属表证未尽，热邪壅肺者。

学生：老师，患者在中西医结合治疗下，症状能缓解，疗效会怎样呢？

老师：相方证对应，能收到一定的疗效。那我们来看后续治疗经过。

上方连服 5 剂后，浑身酸楚及发热已瘥；略有恶风，鼻塞头痛，咳嗽胸痛，咳咯黄痰，乏力倦怠，表证虽解，余邪未尽，正气已伤。改为益气解表，以清余邪，方药以参苏饮加味。5 剂后诸证显著好转，表证已解，气阴两虚，改用益气养阴之降糖甲片合香砂六君子以益气扶正，调和脾胃。

学生：老师，患者服用麻杏石甘汤加减病情好转之后，改用了参苏饮加减。请问用参苏饮，您又有何心得？

老师：那就来谈谈这一经典方参苏饮吧。

参苏饮出于《太平惠民和剂局方》，是由人参、半夏、茯苓、陈皮、甘草、枳壳、葛根、紫苏、前胡、木香、桔梗、生姜、大枣组成。

方中取人参、茯苓、甘草益气扶正以祛邪；苏叶、葛根疏风解表以清理余邪；前胡、桔梗、半夏、陈皮、枳壳以宣肺理气，化痰止咳；生姜、木香、红枣，温中行气、兼以散寒解表。全方具有益气解表，宣肺化痰的功效。常用于虚人外感风寒，内伤痰饮，恶寒发热，头痛鼻塞，咳嗽痰多，胸膈满闷，或痰积中脘，眩晕嘈杂，怔忡哕逆者。

临床加减：若外感多者去枣，加葱白；若泄泻者，可加白术、扁豆、莲肉；如肺中有火者，去人参，加杏仁、桑白皮；表虚自汗加防风、白术、黄芪以益气祛风，固表止汗。

学生：老师，在后期巩固疗效时，给患者使用了香砂六君子丸，是考虑到患者脾虚欠运的体质吗？

老师：是的，可以这样理解。

香砂六君子丸是以木香、砂仁、陈皮、制半夏、党参、白术、茯苓、炙甘草组成，具有益气健脾、化痰和胃的功效。主治脾虚气滞，消化不良，嗳气食少，脘腹胀满，大便溏泄。临床常用于慢性胃炎、胃及十二指肠溃疡而见胃脘胀痛、食少倦怠、或恶心呕吐等症。

针对这位患者，应该考虑患者病愈后，正气亏虚，以香砂六君子丸来健脾益气，补益后天之本，正气强则外邪难以入侵，所谓"正气内存，邪不可干"就是这个道理。

学生：老师，我们最近了解到一些关于中医体质的理论，好像比较公认的是北京中医药大学王琦教授所创的九种体质法，具体有平和质、气虚质、阳虚质、阴虚质、痰湿质、湿热质、瘀血质、气郁质、特禀质。对体质辨识您有何认识？

老师：之于中医体质理论，随着中医治未病观念的日益普及，最近几年日趋成熟，王琦教授的九种体质理论也得到了较为广泛的应用。

之于中医体质的概念是先天和后天两者因素形成的形体结构、生理功能、心理状态共同组成的一种较为长期稳定的状态。体质既相对恒定又可能会改变，受内外因素的共同影响。下面就具体来说说每种体质的特点，去衡量、对照。

我们可从形体特征、常见表现、心理特征、发病倾向、适应能力等方面谈及。

1. 平和质

形体特征：体型匀称（不胖不瘦）、健壮。

常见表现：肤色红润泽，发密有光泽（但不油腻），目光有神，嗅觉通利，味觉正常，精力充沛，耐受寒热，睡眠安和，胃纳良好，二便正常。

心理特征：性格随和开朗。

发病倾向：平素患病较少。

适应能力：对季节气候变化、外适应能力较强。

2. 气虚质

形体特征：肌肉松软。

常见表现：气短懒言，精神不振，疲劳易汗，目光少神，唇色少华，毛发不泽，头晕健忘，大便正常，小便或偏多。

心理特征：性格内向。

发病倾向：易患疲劳综合征、感冒、脏器下垂、腹泻。

适应能力：不耐受寒邪，风邪，暑邪。

3. 阳虚质

形体特征：肌肉松软。

常见表现：平素畏冷，喜热饮食，精神不振，睡眠偏多，口唇色淡，毛发易落，易出汗，大便稀薄，小便清长。

心理特征：内向沉静。

发病倾向：发病多为寒症，易患肿胀，泄泻，阳痿等。

适应能力：耐夏不耐冬，易感湿邪。

4. 阴虚质

形体特征：体形瘦长。

常见表现：皮肤干、嘴唇干、眼睛干，大便干燥，五心烦热，两颧红、口唇红，口疮，痤疮，小便短黄。

心理特征：性格急躁外向好动。

发病倾向：易患阴亏燥热病等，刷牙时容易牙龈出血。

适应能力：耐冬不耐夏，易受燥邪。

5. 痰湿质

形体特征：体型肥胖。

常见表现：脂溢性脱发，面部油多，面黄，眼睑微浮肿，睡觉打呼噜，多汗且黏，容易困倦，气短气促，身重不爽，腹部肥满松软，大便正常或不实，小便不多或微湿。

心理特征：性格温和、稳重，多善忍耐。

发病倾向：对于成年人，冠心病、糖尿病、中风等发病率都比正常人高。

适应能力：不适应潮湿环境。

6. 湿热质

形体特征：形体偏胖。

常见表现：面垢油光，易生痤疮，口苦口干口臭，口疮，身重困倦，大便燥结或黏滞不爽，小便短赤，男易阴囊潮湿，女易带下量多。

心理特征：急躁易怒。

易患疾病：易患复发性口疮、疮疖、痤疮、胆囊炎、肝炎、带下病、前列腺炎、阴囊潮湿等病症。

7. 瘀血质

形体特征：瘦人居多。

常见表现：面色晦暗，易有瘀斑，易患疼痛，口唇暗淡或紫，眼眶暗黑，易发脱落，肌肤干，女性多见痛经，闭经等。

心理特征：性情急躁。

发病倾向：易患出血、中风、胸痹、失眠、健忘等病。

适应能力：不耐受风邪、寒邪。

8. 气郁质

形体特征：形体偏瘦。

常见表现：忧郁面貌，烦闷不乐，胸肋胀满，走窜疼痛，多伴叹息则舒，睡眠较差，健忘痰多，大便偏干，小便正常。

心理特征：忧郁脆弱，敏感多疑。

发病倾向：易患郁症、不寐、惊恐等病症。

适应能力：不喜阴雨天，不耐精神刺激。

9. 特禀质

形体特征：无特殊或有生理缺陷。

常见表现：有遗传疾病，先天疾病，胎传疾病等相关疾病特征。

发病倾向：情况各有不同，过敏质、血友病、胎寒、胎热、胎惊等。

适应能力：对气候、气温、环境变化的适应能力较差。

综上所述，人们可以根据自身体质的特点，去衡量、对照，去适应、纠偏。

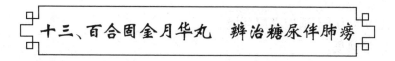

十三、百合固金月华丸　辨治糖尿伴肺痨

【案例回顾】

这是一个 2 型糖尿病合并肺结核的案例。这位患者是在 2005 年前来就诊的，49 岁，男性，5 年前的冬天因为干咳不断，伴有乏力明显，口渴多饮，体重下降，人渐渐消瘦，经外院诊断为"2 型糖尿病"，后经多家医

院治疗，先后服用过二甲双胍、格列吡嗪、格列喹酮、马来酸罗格列酮、阿卡波糖等药，并多种药物联合应用，而血糖仍然居高不下，空腹血糖持续在 9~12mmol/L，餐后 2 小时血糖在 12~16mmol/L 波动，并且多次出现尿酮体(＋)，经临时应用胰岛素后酮体消失，但因为患者不愿意继续接受胰岛素治疗，遂停用。

入院刻诊：干咳无痰，乏力倦怠，日益消瘦，口渴多饮，心烦失眠，手足心热，夜间盗汗，双下肢麻木疼痛。

既往无特殊病史，否认有阳性家族史。

体检：体型消瘦，两颧潮红，T 37.3℃，BP 120/80mmHg，BMI 17.3(身高 170cm、体重 50kg)。苔黄腻，舌质暗，脉细数。

理化检查：空腹血糖 10.2mmol/L，餐后 2 小时血糖 13.8mmol/L，TC 3.3mmol/L，TG 1.72mmol/L，HDL 1.10mmol/L，LDL 1.5mmol/L；RBC 4.5×10^9/L，Hb 12g/dl，WBC 4×10^9/L；结核抗体(TB)阳性；血沉(ESR) 36mm/h；痰培养提示为结核杆菌；X 线片提示右上肺有 3cm×2cm 大阴影，建议进一步 CT 检查。CT 证实为右肺空洞，肢体多普勒超声提示动脉硬化，内径狭窄。

西医诊断：2 型糖尿病合并肺结核。

中医诊断：消渴病，肺痨。证属肺阴亏损。

西医处理：胰岛素诺和灵 30R 早 16U、晚 10U 餐前 15 分钟皮下注射；异烟肼每次 0.3g，每日 3 次口服。

辨证论治：治则拟滋阴润肺，扶正祛虫。方药以百合固金汤合月华丸。

处方：百合 12g，麦冬 12g，玄参 12g，生地黄 12g，熟地黄 12g，当归 12g，白芍 12g，沙参 12g，川贝 12g，阿胶(烊化)12g、茯苓 12g，山药 12g，百部 12g。

之后每月复诊 1 次，2 个月后肺部空洞有所吸收缩小；3 个月后空洞已修复，体重由治疗前 50kg 增加到 58kg。目前抗痨逐渐减少，汤药继续服用，胰岛素用量不变。坚持上述治疗方案以巩固疗效。

【师生问答】

学生：老师，现在除了传染病医院之外，其他医院接触到肺结核的患者确实很少,能否讲述一下肺结核这个疾病的相关知识?

老师:肺结核的医疗情况确实如此,肺结核归为传染病一类,均属归传染病医院进行治疗,或来中医门诊,或以会诊方式诊治。

肺结核病是由结核分枝杆菌复合群(简称结核分枝杆菌或结核菌)引起的慢性肺部感染性疾病,占各器官结核病总数的 80%~90%,其中痰中排菌者称为传染性肺结核病。

开放性肺结核患者的排菌是结核传播的主要来源。传播途径主要为患者与健康人之间的经空气传播。患者咳嗽排出的结核菌悬浮在飞沫核中,当被人吸入后即可引起感染。生活贫困、居住拥挤、营养不良等是经济落后社会中人群结核病高发的原因。

肺结核的基本病变,西医学分为渗出型病变、增生型病变、干酪样坏死。临床类型有原发型肺结核病、血行播散型肺结核病、继发型肺结核病。

学生:老师,那中医是怎样认识肺结核的呢?

老师:在传统的中医学里,肺结核是基于消渴病阴虚内热,复感受痨虫。痨虫又称瘵虫或肺虫,在《仁斋直指方·痨瘵》有:"瘵虫食人骨髓"的记载,指出痨虫侵入人体,危害深重。在《医学正传·痨极门》说:"其侍奉亲密之人或同气连枝之属,熏陶日久,受其恶气,多遭传染"。凡直接接触,感受病者之气,导致肺痨。说明痨虫所致的肺痨即为结核杆菌所致的肺结核一样具有传染性。

本病初起,病变部位在肺,病变发展过程可累及脾肾,甚则五脏,故有"其邪辗转,乘于五脏"之说。由于痨虫蚀肺,肺阴不足,热伤肺络,则干咳无痰,口渴多饮;肺虚不能输布津液,肾失滋生之源,病及于肾,肾阴亏虚,虚火扰动,则手足心热,日益消瘦,心烦失眠,手足心热,夜间盗汗。

学生:谢谢老师!我们看到治疗处方是以百合固金汤合月华丸,这两个方子在临床上使用不多,能请您介绍一下吗?

老师:好的。那先来讲讲百合固金汤吧。百合固金汤这个方剂的药味是以熟地黄、生地黄、当归、白芍、甘草、桔梗、玄参、贝母、麦冬、百合组成。全方具有滋养肺肾、止咳化痰的功效。主治肺肾阴虚,虚火上炎证。临证可见咳嗽气喘，痰中带血，咽喉燥痛，头晕目眩，午后潮热，舌红苔少，脉细数。肺乃肾之母，肺虚及肾，病久则肺肾阴虚，阴虚乃生内热，虚火上炎，肺失肃降，则咳嗽气喘；虚火煎灼津液，则咽喉燥痛、午后潮热，甚者灼伤肺络，以致痰中带血。治宜滋养肺肾之阴血，兼以清热化痰止咳，以图标本兼顾。方中百合甘苦微寒，滋阴清热，润肺止咳；生地黄、熟地黄并用，滋肾壮水，其中生地黄兼能凉血止血。三药相伍，为润肺滋肾，金水并补的常用组合，共为君药。麦冬甘寒，协百合以滋阴清热，润肺止咳；玄参咸寒，助二地滋阴壮水，以清虚火，兼利咽喉，共为臣药。当归治咳逆上气，伍白芍以养血和血；贝母清热润肺，化痰止咳，俱为佐药；桔梗宣肺利咽，化痰散结，并载药上行；生甘草清热泻火，调和诸药，共为佐使药。本方的配伍特点有二：一为滋肾保肺，金水并调，尤以润肺止咳为主；二为滋养之中兼以凉血止血，宣肺化痰，标本兼顾但以治本为主。本方以百合润肺为主，服后可使阴血渐充、虚火自清、痰化咳止，已达固护肺阴之目的，故名"百合固金汤"。一般加减化裁是：若痰多而色黄者，加胆南星、黄芩、瓜蒌皮以清肺化痰；若咳喘甚者，可加杏仁、五味子、款冬花以止咳平喘；若咳血重者，可去桔梗之升提，加白及、白茅根、仙鹤草以止血。

好，接下我们再来讲讲月华丸。此方由清代名医程钟龄所制，收载于其著作《医学心悟》中，为中医治疗肺痨的传统名方，是为肺肾阴虚、劳瘵久嗽之证而设。方名"月华"，古代指月亮或者月亮周围的光环。因肺属阴，为五脏之华盖，犹如月亮之光彩华美。方中由天冬、生地黄、麦冬、熟地黄、山药、百部、沙参、川贝母、真阿胶、茯苓、獭肝、三七、白菊花、桑叶熬膏，将阿胶化入膏内和药，稍加炼蜜为丸，如弹子大。每服1丸，含化，一日3次。全方具有滋阴降火，消痰祛瘀，止咳定喘，保肺平肝，消风热，杀尸虫的功效。主治肺肾阴虚，久咳或痰中带血及劳瘵久嗽。

现代常用于肺结核的中、晚期出现潮热时作，五心烦热，形体羸瘦，干咳无痰，或咯痰而带血，口燥咽干，舌红少津，胸闷食减，少气懒言，大便难，小便短少等症者。方中以沙参、麦冬、天冬、阿胶、生地黄、熟地黄益肾润肺，滋阴清热，养血止血；百部、川贝母、獭肝润肺化痰，止咳杀虫；三七止血和营，使血止而不留瘀；山药、茯苓益气健脾，培土生金；桑叶、菊花疏风宣肺，使降中寓升。诸药合用，共奏滋阴润肺，化痰宁嗽，清热止血之功。

171

学生：老师，现在的患者不论什么疾病，辨证属于阴虚或者阴虚火旺证型的所占比例不小，我想问一下这种证型的出现与患者平时的饮食习惯、作息规律等因素有关吗？如果相关，应从哪些方面进行预防或者截断病情的发展呢？

老师：你的想法很对。对于体质或者证型来说，一般内因所致的疾病，都可以考虑先天与后天两个的方面。先天因素，也就是父母给你的遗传基因所决定的，古代有句话叫做"母热儿热、母寒儿寒"，说明父母的体质同下一代的体质是直接相关联的。

我们以阴虚或者阴虚火旺证型的患者来讲述，除了先天的遗传因素之外，后天的很多因素都可以导致这种证型的产生，具体将从两方面来说说吧。

1. 作息规律

经常熬夜的人群，容易出现阴虚或者阴虚火旺的证型，因为中医认为熬夜伤阴，会耗伤人体的阴血、阴液。如现在的青年人，很多都有熬夜的习惯，经常后半夜才睡觉，长期对身体是有损害的。中医提倡子时前入睡，就是夜间 11 点之前睡着，这样的睡眠质量才能保证，也对身体的新陈代谢、储存能量有益。

2. 饮食习惯

现在的餐饮习惯已不再是以清淡为主了，大家都喜欢上了重口味，比如酸辣、麻辣、烧烤、火锅、煎炸等，这些都是热性的，都能损伤阴分，长此以往，会出现阴虚或者阴虚火旺的情况。因此，建议大家饮食还是要清淡，少加调味品，尽量采用清蒸的方式，油腻少了，本身患肥胖、高脂血症、糖尿病的概率也会大大降低的。

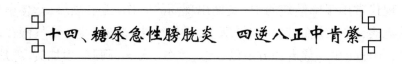

十四、糖尿急性膀胱炎　四逆八正中肯綮

【案例回顾】

最近接诊了一位 60 岁左右的男性患者，这位患者在 2 周前因为持续工作劳累，加之与家人吵架生气，后出现尿频、尿急、尿痛，前往当地医院就诊，诊断为"急性尿路感染"，经抗感染治疗，症状虽有所好转，但是尿常规检查仍有大量白细胞，且伴随有血糖显著升高。再次询问患者有无其他身体不适症状，自诉感觉浑身酸楚难受、小腹胀痛、小便涩滞、淋沥不尽。

因患者提到有血糖升高的情况，我继续追问了患者的既往病史，果然，他是一位"2型糖尿病"的患者。患者6年前因为自我感觉倦怠乏力，逐渐消瘦，体重曾减少10kg，前往上级医院检查，确诊为"2型糖尿病"，口服格列本脲初起剂量2.5mg/d，逐渐加到7.5mg/d，而血糖仍然控制欠佳，于2001年7月加二甲双胍每次0.25g，每日3次。

体检：急性面容，心肺（－），腰及肾区压痛（±），叩击痛（＋），T 37.8℃，P 90次/分，BP 120/80mmHg。舌质淡苔薄黄，脉弦而浮数。

理化检查：空腹血糖10.6mmol/L，餐后2小时血糖13.2mmol/L，HbA1c 6.8%；TC 3.6mmol/L，TG 2.0mmol/L，HDL 1.02mmol/L，LDL 3.6mmol/L；尿常规提示白细胞每高倍镜下满视野，尿糖1 000mg/dl，尿酮体15mg/dl，尿蛋白（－）；血常规提示WBC $8.2×10^9$/L，中性粒细胞百分比75%，RBC $3.6×10^9$/L，Hb 11.2g/dl。

西医诊断：2型糖尿病，急性膀胱炎，糖尿病酮症。

中医诊断：消渴病兼气淋，证属下焦湿热。

处理：0.9%氯化钠注射液500ml加普通胰岛素12U静脉滴注，4小时滴完；诺氟沙星胶囊0.2g，每日2次口服；注意卧床休息，多饮水，饮食清淡。

辨证论治：治则拟疏肝解郁，清利湿热，佐以祛风解表。方药以四逆散合八正散加味。

处方：柴胡10g，枳实10g，白芍10g，瞿麦10g，萹蓄10g，栀子10g，金银花10g，连翘10g，荆芥10g，防风10g，车前草10g，木通10g。

【师生问答】

学生：老师，本案例的病因病机是如何认识？

老师：糖尿急性膀胱炎，其病因病机多由于消渴病日久，气阴不足，复因情志抑郁，易感风邪。情志不舒，肝失调达，气机不畅，膀胱气化不利，下焦湿热，故致小腹胀痛，小便涩滞，淋漓不尽；风邪乘虚袭于机表,而感浑身酸楚,恶风发热;感染加重糖尿病,血糖控制不佳,出现酮体。

学生:老师,初诊是用四逆散、八正散加减,那这两首处方的配伍有何用意? 又有哪些加减?

老师:好的。四逆散、八正散合用,方中柴胡、枳实疏肝解郁,宽中和解;白芍养肝柔肝;甘草配伍白芍,酸甘化阴,同时调和诸药;萹蓄、木通、车前草清利湿热;栀子清理三焦;金银花、连翘清热解毒,疏风透表;荆芥、防风祛风解表。少腹疼痛者,加乌药、沉香,以理气止痛;腰痛者,加川断、桑寄生以补肾健腰;口渴心烦者,加竹叶、麦冬、生地黄以清心除烦,生津止渴。

学生:老师,本案例初诊及后续治疗效果呢?

老师:本案患者在中西医结合的治疗之下,疗效还是比较满意的,下面来看看具体的治疗过程吧。

复诊:服药4剂,尿酮体转阴;

复查空腹血糖9.0mmol/L。恶风,身酸楚,小腹胀痛均有好转;但仍感小便不利,病情有所缓解。予如下处理:①静脉补充胰岛素改为皮下给药:诺和灵30R早14U、晚10U于餐前15分钟皮下注射;②诺氟沙星胶囊继续按原量服用,连服7天;③表证已解,下焦湿热滞留未清;守上方去解表药,加二妙散加减。

处方:柴胡10、枳实10g,白芍10g,瞿麦10g,萹蓄10g,木通10g,金银花10g,连翘10g,黄柏10g,苍术10g,车前草10g,木通10g,栀子10g。

4天后血尿常规恢复正常,临床症状基本消失,诺和灵30R早12U、晚8U,停服诺氟沙星胶囊,中药改为丸剂,持续巩固善后。

学生:老师,我查阅了《伤寒论》中四逆散相关的原文,也有类似尿路刺激征的记录,原文是这样写的:"少阴病,四逆,其人或咳,或悸,或小便不利,或腹中痛,或泄利下重者,四逆散主之"。您能给我们讲讲这个小便不利同本案患者的区别吗?

老师:好的。如果没有记错的话,原文后面还有药物加减说明,其中有一句是"小便不利者,加茯苓五分"。

　　我的理解是，四逆散是治疗阳郁厥逆的，是由于肝郁气滞，阳气内郁不达四肢而致，证属实属郁。因本证属阳气郁遏，气机不畅，故可见诸多或然症。若兼肺寒气逆，则为咳；心阳不足，则为悸；气化不行，则小便不利；阳虚中寒，则腹中痛；兼中寒气滞，则泄利下重等，不一而足。这里是取茯苓淡渗利湿之效果，来通利小便，推测对证患者当是肝气郁滞、脾湿内蕴、小便不畅，而无明显下焦湿热。

　　而本病患者，有与人生气，导致肝气郁结的病史，又有下焦湿热的表现。因此，用了四逆散合八正散加减，取其既能疏肝行气，又能清利下焦湿热之邪。

　　这里也顺便来讲一下八正散吧，看看古籍里是怎么说的。

　　八正散，出自《太平惠民和剂局方》，原方由车前子、瞿麦、萹蓄、滑石、山栀子仁、炙甘草、木通、大黄各一斤组成，原方为散，每服二钱，水一盏，入灯芯煎至七分，去滓，温服，食后，临卧。小儿量力少少与之。具有清热泻火，利水通淋的功效。主治湿热淋证，症见尿频涩痛，淋漓不畅，小便黄赤，甚或癃闭不通，小腹胀满，咽干口燥，舌质红苔黄腻，脉数实者。

　　湿热下注，蓄于膀胱，则水道不利，发为热淋。若热邪灼伤血络，则尿中带血，发为血淋；湿热蕴结于下焦，尿液受其煎熬，日积月累，尿中杂质结为砂石，则发为石淋。湿热下注，膀胱气化不行，以致尿频涩痛，淋沥不畅，小便黄赤，甚或癃闭不通；水热互结于膀胱，故小腹胀满；湿热在下，气化不行，津液不布，故咽干口燥。舌质红苔黄腻，脉数实，均主湿热实证，阴液未伤。

　　八正散为治疗热淋的常用方，其证因湿热下注膀胱所致。方中瞿麦苦寒沉降，清热泻火，利水通淋，《神农本草经》谓其"主关格，诸癃结，小便不通"，《本草备要》谓其"逐膀胱邪热，为治淋要药"，故为君药。萹蓄苦平，清热利水通淋，《本草纲目》谓其"利小便"，为臣药。木通苦寒，车前子、滑石甘寒，均能清热利水通淋；山栀苦寒泄热，清利三焦，导湿热从小便而去；煨大黄苦寒下达，凉血泻火，除湿热，利小便，《珍珠囊》谓其"除下焦湿热"，《本草纲目》谓其"治小便淋沥"，以上均为佐药。炙甘草调和诸药，以防苦寒太过，损伤胃气，且能缓急止痛，为使药。以上八味，清热泻火，利水通淋，以治湿热下注之淋证，"热者寒之"，为正治之法，又制成散剂煎服，故名之说"八正散"。原方灯心草入煎，取其味淡气轻，有清热利水之效,因其专入心、肺二经,清肺热而降心火,肺为气化之源,心为小肠之合也。

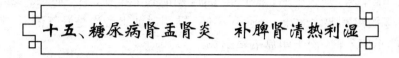

十五、糖尿病肾盂肾炎　补脾肾清热利湿

【案例回顾】

有一位 65 岁的女性患者收住入院,请求会诊协助治疗。

病史复习:自诉 6 年前出现口渴口干,老是想喝水,喝水量大到让人吃惊,后被当地医院确诊为"2 型糖尿病",先后服用二甲双胍、格列本脲、格列喹酮等药物,定期复查空腹血糖在 6.6~9.3mmol/L 波动,餐后 2 小时血糖在 8~12mmol/L 波动。患者在 2 年前无缘无故地反复出现尿频、尿急、尿痛,伴有小便不畅、少腹疼痛等尿路刺激症状,开始服用诺氟沙星效果不错,但后来疗效渐差,改服甲磺酸左氧氟沙星。2 周前更因工作及家务劳累,导致尿路刺激症状加重,伴随有腰酸腰痛、小便淋漓不尽、乏力倦怠、头晕耳鸣、反复低热,检查尿常规有大量白细胞。

体检:慢性面容,面色无华,心肺(−),腰及肾区压痛及叩击痛(+);T 37.2℃,P 86 次/分,体重指数(BMI)23,BP 120/80mmHg,舌暗苔黄,脉濡滑。

理化检查:空腹血糖 8.1mmol/L,餐后 2 小时血糖 11.2mmol/L,HbA1c 6.6%;TC 3.3mmol/L,TG2.1mmol/L,HDL 1.11mmol/L,LDL 3.7mmol/L,血肌酐及尿素氮正常;尿常规示 WBC500/μl,RBC 25/μl,尿糖 500mg/dl,尿酮体(−),尿蛋白 25mg/dl;尿培养提示革兰氏阴性杆菌生成,菌落计数 ≥ 10^4/ml,对氟嗪酸敏感;血常规提示 WBC $6.2×10^9$/L,中性粒细胞百分比 63%,RBC$3.2×10^{12}$/L,Hb 11.1g/dl;B 超及 X 线静脉肾盂造影均提示慢性肾盂肾炎。

西医诊断:2 型糖尿病合并慢性肾盂肾炎,急性发作。

中医诊断:消渴病、淋证,证属脾肾两虚兼夹下焦湿热。

处理:优泌林 70/30 早 16U、晚 12U 餐前 15 分钟皮下注射;奥复星 100ml 静脉滴注,每日 2 次,连滴 7 天。

辨证论治：治则拟健脾益肾，清利湿热。方药以无比山药丸合知柏地黄丸加减。

处方：山药 15g，茯苓 15g，泽泻 10g，山萸肉 10g，熟地黄 10g，黄柏 10g，杜仲 10g，牛膝 10g，苁蓉 10g，菟丝子 15g，知母 10g，五味子 10g。

复诊 6 月 17 日：复查体温 36.2℃；尿常规正常；空腹血糖 6.1mmol/L，餐后 2 小时血糖 8.2mmol/L；尿道刺激症状消失，腰痛减轻，乏力倦怠、头晕耳鸣有所好转。继续优泌林 70/30 早 14U、晚 10U；氧氟沙星片每次 0.2g，每日 2 次，连服 7 日；汤药守原方继服 7 日。

【师生问答】

学生：老师，肾盂肾炎是临床常见疾病，急性肾盂肾炎主要表现为发热、尿频、尿急、尿痛及腰背疼痛等，这种病您是怎样认识和治疗的？

老师：消渴病、淋证（脾肾两虚兼夹下焦湿热）者，西医学的肾盂肾炎，一般来说，尿路感染包括上尿路感染与下尿路感染，肾盂肾炎属于前者，后者则包括尿道炎、膀胱炎，后者可单独存在，而肾盂肾炎一般都伴有下尿路感染。肾盂肾炎分为急性肾盂肾炎和慢性肾盂肾炎两种类型。前者表现就如你所说的，为发热、尿频、尿急、尿痛及腰背疼痛等，后者则症状一般较轻，可由急性肾盂肾炎迁延而来，或急性肾盂肾炎虽然得到控制，但经反复发作演变而来。一般急性肾盂肾炎多数患者可较快治愈，慢性患者治愈则相对较为困难。

急性与慢性肾盂肾炎临床表现也明显不同。前者可发生于各种年龄，但以育龄期女性最多见，起病急骤，高热、寒战，体温多在 38~39℃，也可达 40℃，热型不一，一般呈弛张热，可呈间歇或稽留型。伴有头痛、全身酸痛，热退时大汗等。患者有腰痛，多为钝痛或酸痛，程度不一，多数有腹部绞痛，沿输尿管向膀胱方向放射，体检时在上输尿管点或肋腰点有压痛，肾区叩痛阳性。患者常有尿频尿急尿痛等膀胱刺激征。不典型患者可见血尿，轻度腰痛和发热。其次，可伴有食欲不振、恶心呕吐，个别患者可有中上腹或全腹疼痛。需与阑尾炎、胆囊炎及急性胃肠炎进行鉴别。

慢性肾盂肾炎临床表现复杂，容易反复发作，病程隐蔽，有时可表现为无症状菌尿和／或间歇性的尿频尿急尿痛。可有慢性间质性肾炎的表现,包括尿浓缩功能减退,低渗、低比重尿,夜尿增多及肾小管性酸中毒等。至晚期,可出现肾小球功能损害,氮质血症直至尿毒症。

学生:老师,本案例辨证类型是脾肾两虚兼夹下焦湿热,一般是属于正虚邪实,您能给我们讲讲是如何出现这种证型的?

老师:好的。针对本案例,我们可以这样去理解:患者消渴病经久不愈,耗伤气阴,脾肾两虚;脾失健运,湿邪留恋,久蕴化热,湿热下注膀胱而低热、气化不利,则小便频数,淋漓不尽,少腹作痛;脾虚中气不足则乏力倦怠,遇劳后复发或加重;肾气不足则腰酸腰痛;肾阴亏虚则头晕耳鸣;阴虚火旺迫血妄行则尿中带血,出现糖尿病合并慢性肾盂肾炎,致急性发作。

学生:老师,在初诊处方中使用了无比山药丸合知柏地黄丸,是取标本同治之意吗?

老师:是的,无比山药丸同知柏地黄丸合用,不仅能调补脾肾,还能清除下焦湿热之邪,具体的配伍是:处方中山药、茯苓、泽泻以健脾利湿,为君药;山萸肉、杜仲、牛膝、苁蓉肉、菟丝子以益肾健腰,为臣药;黄柏、知母清泄下焦湿热,为佐使药。本方补益脾肾以治本,清泄下焦湿热以治标,而达标本兼治。

本方常用加减:见尿血不止者,可加阿胶、旱莲草、小蓟以补虚止血;若遇心烦失眠者,酌加竹叶、栀子、木通以清热利湿,清心除烦;尿痛、尿急、尿频甚者,加生地黄、麦冬、连翘、石韦、车前子,以加强清利下焦湿热。

学生:老师,一些民间单方验方治疗某些疾病确实有效果,有些疗效还非常不错,针对糖尿病合并急性膀胱炎、慢性肾盂肾炎,是否有常用有效的单方验方呢?

老师:嗯,这个还不少呢,我给大家举几个例子吧。

1.萹蓄100g,车前草100g,水煎代茶服,以清热利湿。

2.蒲公英100g,紫花地丁100g,水煎代茶服,以清热解毒。

3.忍冬藤100g,白茅根100g,水煎代茶服,以清利下焦湿热,凉血止血。

4. 地丁草 100g，车前子 100g，水煎代茶服，以清下焦湿热。

5. 鲜石韦根 100g，去叶洗净捣烂，水煎代茶服，以疏风透表，清热利湿。

6. 马齿苋 100g，甘草梢 100g，水煎代茶服，以清热解毒。

7. 柴胡 20g，五味子 20g，车前草 20g，黄柏 20g，水煎代茶服，以清利下焦湿热。

8. 金银花 20g，白茅根 20g，益母草 20g，车前草 20g，淡竹叶 20g，水煎代茶服，以清利下焦湿热，凉血止血。

第三部分 糖尿病的自我调摄

糖尿病发病率逐年增高,给人们的健康和生活带来了很大的影响。糖尿病患者应在中医养生理论指导下,从饮食、起居、情志、运动等方法加以调摄,并养成一种自我监测和调控病情的习惯,从而达到更加全面的控制病情的目的。

第六章 糖尿病的饮食起居

糖尿病患者应该时刻控制自己血糖和胆固醇的摄入量,避免吃含糖太高的食物。但是也要注意膳食平衡,补充身体足够的营养。同时忌生冷辛辣等刺激性的食物。总而言之,了解糖尿病患者的饮食起居及注意事项非常重要,要选择适当的食物。同时注意休息,劳逸结合。

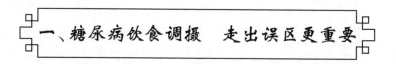

一、糖尿病饮食调摄 走出误区更重要

糖尿病食物疗法,是糖尿病的重要治疗方式,对于糖尿病患者来说,食疗可以稳定血糖含量,避免糖尿病并发症,所以,糖尿病患者使用食疗方法,是非常有必要的,不过,要谨防糖尿病食疗的误区,糖尿病患者减少主食,增加蛋白质摄入量可以控制血糖。

学生：老师，那么糖尿病饮食上有哪些常见误区？

老师：大家知道，治疗糖尿病，必须控制体内的血糖。于是很多糖尿病患者以为只要不吃饭或者少吃饭，就可以避免血糖升高。事实上，糖尿病患者已经走入了误区。碳水化合物、蛋白质和脂肪对人体来说缺一不可，它们进入人体后分解为葡萄糖、氨基酸、脂肪酸而被人体利用。糖类是人体重要的供能营养素，由于体内储备很少，必须按时进餐予以补充。下面列举以下主要几种误区：

误区一

少吃主食。有不少糖尿病患者会减餐，认为主食越少吃越好，甚至把主食控制在每餐仅吃半两到一两，或少吃一顿饭，认为这样可以降低血糖，但这会造成两种后果：一是由于主食摄入不足，总热量无法满足机体代谢的需要，导致体内脂肪、蛋白质过量分解、身体消瘦、营养不良，甚至产生饥饿性酮症；二是控制了主食量，但对油脂、零食、肉蛋类食物不加控制，使每日总热量远远超标，且脂肪摄入过多，如此易并发高脂血症和心血管疾病，使饮食控制失败，其实，糖尿病饮食主要控制总热量与脂肪。而主食中含较多的复合碳水化合物，升血糖的速度相对较慢，应该保证吃够量。

误区二

认为无糖食品里面不含糖，不甜就能随便吃。部分患者错误地认为，糖尿病就该不吃含糖的食物，市场上所售的无糖食品的"无糖"其实指的仅仅只是不含蔗糖而已，但由于原料或组成成分里面包括淀粉，而淀粉是通过在体内转化为葡萄糖的形式被吸收的，也就是说糖尿病患者吃这种无糖食品的时候依然摄入了葡萄糖，但他们却没有察觉到，时间长了也会不利于对血糖的控制。

误区三

控制正餐，零食不限。部分患者三餐控制比较理想，但由于饥饿或其他原因养成吃零食如花生、瓜子、休闲食品的习惯，其实这样也破坏了饮食控制，大多数零食均为含油脂量或热量较高的食品，任意食用会导致总热量超标。

误区四

只吃粗粮不吃细粮。粗粮含有较多的膳食纤维，有降糖、降脂、通大便的功效,对身体有益,但如果吃太多的粗粮,就会增加胃肠负担,影响营养素的吸收,长此以往会造成营养不良,因此,无论吃什么食品,都应当适度。

误区五

动物油不能吃,植物油可以多吃。有些患者认为动物油中含饱和脂肪酸,不能多吃,而植物油中含有较多不饱和脂肪酸,对身体有益,所以可以多吃,但无论动物油、植物油,都是脂肪,都是高热量食物,如果不控制,就容易超过每日所规定的总热量。因此,植物油也不能随便吃。

误区六

降血糖治疗的同时就不必再控制饮食。有些患者因口服药控制血糖不佳而改用胰岛素治疗,但有些患者会认为,既然注射了胰岛素,那么就不需再节制饮食了,这种认识是一个误区,同时也是很危险的。其实,胰岛素治疗的目的是为了血糖控制平稳,胰岛素的使用量也必须在饮食固定的基础上才可以调整,如果饮食不控制,血糖会更加不稳定。因此,胰岛素治疗的同时不但需要配合营养治疗,而且非常必要。

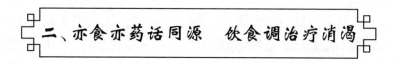

二、亦食亦药话同源 饮食调治疗消渴

学生:老师,有些既是食物又是药物,是平时常说的"药食同源"吗?

老师:是的。"药食同源",《黄帝内经太素》中写道:"空腹食之为食物,患者食之为药物",反映出"药食同源"的思想。也有"药食同源"是说中药与食物是同时起源的。"药食同源"(又称为"医食同源")一般是指,许多食物即药物,它们之间并无绝对的分界线,古代医学家将中药的"四性""五味"理论运用到食物之中,认为每种食物也具有"四性""五味"。许多食物既是食物也是药物,食物和药物一样同样能够防治疾病。

学生:老师,常见的"药食同源"主要有哪些呢?

182

老师："药食同源"分为既是食品又是药品的物品和可用于保健食品的物品两类，具体可参考国家卫生部门公布的药食同源的中药名录。这里举例说明。

1. 怀山药

《本草求真》言山药"入滋阴药中宜生用，入补脾肺药宜炒黄用"，"本属食物，气虽温而却平，为补脾肺之阴。是以能润皮毛，长肌肉，味甘兼咸，又能益肾强阴"。实验证明，怀山药水提取液还可消除尿蛋白，对突变细胞具有抑制产生的作用。怀山药有以下功效：①补中益气：可健脾胃，补肺肾，补中益气，健脾补虚，固肾益精，益心安神，李时珍《本草纲目》中有"健脾补益、滋精固肾、治诸百病，疗五劳七伤"之说。②消渴生津：治疗虚劳消渴，常用怀山药单味使用，或与其他药物合用，效果更佳。③保健：由于鲜怀山药富含多种维生素、氨基酸和矿物质，可以防治人体脂质代谢异常以及动脉硬化，对维护胰岛素正常功能也有一定作用，有增强人体免疫力，益心安神，宁咳定喘，延缓衰老等保健作用。

2. 黑木耳

黑木耳具有益气强身、滋肾养胃、活血等功能，能抗血栓、降血脂、抗脂质过氧化，从而降低血液黏稠度，软化血管，使血液流动通畅。黑木耳还有较强的吸附作用，有利于将体内的代谢废物及时排出体外。

3. 山楂

山楂味酸、甘，性微温，归脾、胃、肝经。《食鉴本草》里说，其能"化血块，气块，活血"。山楂有消食健胃、行气活血散瘀的功效，所含的黄酮类物质能舒张外周血管，具有缓慢而持久的降压作用。

4. 百合

百合性平、味甘，归心、肺经。有润肺止咳、养阴消热、清心安神的功效。对病后虚弱的人非常有益。体虚肺弱、慢性支气管炎、肺气肿、肺癌、放化疗者。百合除含有淀粉、蛋白质、脂肪及钙、磷、铁、维生素 B_1、维生素 B_2、维生素 C 等营养素外，还含有一些特殊的营养成分，如秋水仙碱等多种生物碱。这些成分综合作用于人体，不仅具有良好的营养滋补之功，而且还对痛风患者，或秋季气候干燥而引起的多种季节性疾病有一定的防治作用。

5. 洋葱

洋葱味辛、性温,归肺、肝经。洋葱有温阳活血的作用,具有良好的降脂作用。洋葱含有的前列腺素 A 是较强的血管扩张剂。它含有的葱蒜辣素,能抗血小板聚集,因而能降低外周血管阻力与血液黏稠度,并降低血压。

6. 大蒜

《本草纲目》里说,大蒜"其气熏烈,能通五脏、达诸窍……";现代药理表明:大蒜素有抑制血小板聚集、抗凝、抑制血栓形成的作用,还能降低"坏胆固醇",升高"好胆固醇"。

学生:老师,糖尿病患者有哪些药膳呢?

老师:药膳其实很多,在糖尿病的治疗中也起到一定的作用。一般我们药膳分为药粥、药膳(菜肴、汤羹、主食、茶饮)等。常见的滋阴降火的药粥、药膳之类,可信手拈来,自我制作。下面给大家举一些例子供参考。

1. 生地黄粥

生地黄汁大约 60ml(或者干地黄 60g)、洗净的大米 100g。将生地黄汁或者干地黄煎取药汁,加入大米中,再加适量水,熬成粥。每日早、晚空腹食用。有清热生津、凉血止血的功效。用于治疗糖尿病口渴、口鼻出血、低热不退、阴液耗伤者。

2. 薯蓣半夏粥

姜半夏 9g、山药 100g 入砂锅加水 500ml 煮成粥,每日早晚服用。具有和胃健脾,降逆止吐之功效。用于糖尿病肾病、肾功能不全,胃气上逆,恶心呕吐者。

3. 姜汁砂仁粥

粳米 100g 煮粥,加砂仁 5g,姜汁 10ml 加入粥中即可。具有健脾行气、温中散寒、和胃止吐的功效。用于糖尿病肾病脾胃虚寒,食少呕吐者。

4. 黄芪粥

粳米 100g,黄芪 30g。先煮粥,然后加陈皮末 2g 即可食用。具有健脾补中,和胃理气之功效。用于糖尿病肾病脾气虚亏,肌表不固,乏力汗多者。

5. 白扁豆炖公鸡

白扁豆 50g，芡实、薏苡仁、益智仁各 30g，公鸡 1 只（重约 850g）。先将白扁豆、薏苡仁、芡实、益智仁除去杂质，洗净备用。将活公鸡宰杀，去除毛及内脏，洗净后将上述四种中药填入鸡肚内，用针线缝合切口。放入砂锅中煮至鸡肉熟烂为度。每 3 日 1 剂，吃鸡肉喝鸡汤，用 3~5 剂后，改为每 10 日 1 剂，连用 3 剂，以巩固疗效。功效：补益脾肾、益气止渴。用于治疗 2 型糖尿病辨证属脾肾亏虚者，症见神疲乏力、脘腹胀满、面浮肢肿、口干舌燥。也适用于治疗糖尿病合并蛋白尿者。

6. 玄参炒猪肝

玄参 30g，猪肝 350g，植物油、生姜片、大葱丝、酱油、黄酒、淀粉各适量。先将玄参洗净，切成薄片，装入纱布袋内扎紧备用。把猪肝与玄参一起放入砂锅中，加水适量，煮 1 个小时，捞出，切成薄片备用。将炒锅烧热，加入适量植物油，待油烧至六成热时，放入生姜片、大葱丝煸炒后，再放入猪肝片，烹酱油、黄酒少许，对入原汤少许，收汁，勾入淀粉，汤汁透明即成。佐餐服食。养阴益肝，清肝明目。用于治疗老年糖尿病证属肝肾阴虚，肝火上炎，症见口舌干燥，心烦口渴，视物昏花者。

7. 玉竹山药鸽肉汤

玉竹 30g，山药 60g，鸽子 1 只、料酒、葱花、生姜末、精盐、味精各适量。先将山药、玉竹洗净，并切成小片，放入碗中备用，将鸽子去毛、爪及内脏，洗净，并用沸水焯一下，切成 10 块，放入炖盆内，加料酒、葱花、生姜末、精盐适量及清汤 1 200ml，再放入备好的山药和玉竹，上笼屉蒸 30 分钟，待鸽肉酥烂取出，加适量味精，调味即成。当菜佐餐，随意服食，当日吃完。具有补肺益肾、降糖止渴的功效。主要适用于治疗肾阴亏虚燥热伤肺型、阴阳两虚型糖尿病患者。

8. 鲫鱼赤小豆汤

鲫鱼一条洗净，赤小豆 50g 煮汤食用。具有健脾、利湿、消肿之功效。适用于糖尿病肾病脾肾两虚，小便不利，面目肢体浮肿者。

9. 黄芪冬瓜汤

黄芪 30g，加鲜冬瓜 500g 煮汤，代茶饮用。具有益气利水消肿之功

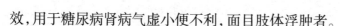

效,用于糖尿病肾病气虚小便不利,面目肢体浮肿者。

10. 山药饼

山药 180g,小麦面 300g,鸡蛋 3 个。将山药研成细粉,与小麦粉充分拌和均匀,打入鸡蛋,搅拌揉合,再加入葱花、生姜末、精盐、味精、芝麻油各少许,和成面团,在加植物油的平锅上,用中火煎成薄饼。早、晚餐分别食用。同时减少主食摄入量。功效:益气养阴,降低血糖。适用于中医辨证为阴阳两虚,肾阴亏虚型糖尿病患者食用。

11. 地骨皮玉米须饮

地骨皮 20g,玉米须 30g。先将地骨皮洗净,切碎,与玉米须一起放入锅中,加水适量,煎成稠汁,大约 300ml。每次 150ml,每日 2 次,温服。具有养阴清热、降低血糖的功效。用于治疗燥热伤肺型糖尿病患者。

12. 葛根天花粉牛奶饮

葛根 25g,天花粉 15g,鲜牛奶 150g。先将葛根、天花粉分别洗净,切片后,放入砂锅中,加水浓煎 2 次,每次半个小时,合并两次煎汁,浓缩至 50g。将牛奶放入砂锅中,用中火煮沸,即倒入药汁,充分混合均匀,再煮至沸即可。每日 1 剂,分早晚两次空腹食用。具有滋阴补肾、降糖降脂的功效。用于治疗中老年糖尿病患者,中医辨证为肾阴亏虚、阴阳两虚型。

学生:谢谢老师。看来中国的饮食文化和中医药文化的融合真是博大精深啊。

老师:是的。

第七章 糖尿病的心身调养

糖尿病的心身调养的主要目的在于消除患者心理障碍、社会紧张刺激,获得自身对疾病的正确认识,树立战胜疾病的信心,消除忧郁,解除思想顾虑、焦虑等精神状态,充分发挥患者的主观能动性,达到心理平衡。所以,为了使糖尿病患者能获得较好疗效,必需取得患者自觉密切的配合,达到心理平衡。

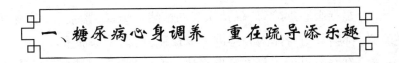

一、糖尿病心身调养 重在疏导添乐趣

学生: 老师,常说患者的心态决定预后,心理状态的好坏和疾病是有着密切相关,糖尿病有那么多种并发症,都不同程度地会影响到患者的生活质量,同时也会影响到患者的心情,那我们该怎样进行心理保健呢?

老师: 是的。这确实是个重要的问题,医生不光处方开药给患者,此外良好的沟通、心理辅导也是一剂良药。当然,患者良好的心态不能光依赖医生,还有很多因素共同起作用。

1. 心理因素是诱发糖尿病的原因之一

导致 2 型糖尿病的原因中环境因素占很大比例,如体力活动少、肥胖、爱吃甜食等,但其中精神刺激、心理压力等也是糖尿病的促发剂。疾病并非只是身体的毛病,而是涉及身体、心灵和情绪。

2. 如何帮助糖尿病患者进行心理调控

首先,要帮助患者树立战胜疾病的信心。当患者了解到糖尿病是一种疾病时,往往会产生自暴自弃的念头,医护人员应向患者讲解有关糖尿病的知识,让患者了解只要坚持综合治疗,他们就可以同正常人一样健康和长寿。

其次,要帮助患者学会自我保健,控制糖尿病。医护人员应帮助患者制定健身计划,包括饮食治疗、运动治疗、病情监测等,先从小的目标开始,不断地给予患者支持和鼓励,使患者逐渐掌握自我管理和自我监测的方法,这样可以使患者克服畏难情绪,树立信心。

最后,要保持患者情绪稳定。医护人员要让患者及其家人了解情绪波动对糖尿病的不利影响,患者要尽量克制自己,保持情绪稳定,家庭应为患者创造一个和睦的氛围,患者精神愉快有利于糖尿病的控制。

3. 糖尿病患者需要加强自我心理调控

首先,患者要加强对糖尿病知识的了解。这是患者克服心理障碍的关键。只有从本质上认识了糖尿病,才能做到"在战略上藐视,在战术上重视"，坚定战胜疾病的信心。

其次，要克服心理障碍，保持乐观的情绪。烦躁、紧张、恐惧、忧郁等心理障碍，都会导致身体内分泌进一步紊乱，使糖尿病加重。

再次，创造和谐的工作与家庭环境，可以让患者保持良好的心情，这就要求患者克服自己急躁易怒的情绪，遇事要冷静、大度，创造良好的工作环境和家庭环境。

最后，患者可以选择一些自己爱好的娱乐活动或者听听音乐，使生活增添乐趣，精神上有所寄托，这样可以摆脱不良情绪，有利于糖尿病的控制。

4. 糖尿病患者更需要医护、家人、社会的关爱与支持

对于患者而言，最信赖的人是医生。在诊疗过程中，医患关系是十分重要的，也直接影响着疾病的治疗效果。比较正确的医患关系模式应该是协同作战式，医患双方处于平等的地位，医生不仅仅是患者的医生，还应是患者的朋友。糖尿病患者在初期往往情绪不稳定，这时就要求医生不但要有精湛的医术，还要有耐心和爱心。如患者不配合治疗，医生要耐心地向患者进行有关糖尿病的健康教育，使患者树立起战胜疾病的信心。

糖尿病需要终身治疗，而且饮食、起居、情绪、运动，都与本病息息相关，这就要求糖尿病患者的整个家庭都要有一种新的生活方式。此时，家人也许感到很不方便，但是为了患者的健康，作为亲人就一定要理解，并给予患者关心和支持，自觉鼓励和帮助患者做好饮食控制、体育锻炼、疾病监测。另外，家人还必须学会识别高血糖、低血糖、糖尿病酮症酸中毒等急性并发症的症状，以便及时处理一些紧急情况。虽然患者的家人有责任照顾患者，但是，糖尿病的长期性要求患者必须为自己的身心健康承担责任，因此重要的是把患者看成有能力担负责任的人。注射胰岛素、控制饮食、监测血糖等会带来许多不便，家人不要像哄小孩一样地护理患者，这样会使患者更加任性。家人要与患者坦诚地谈话，告诉患者，作为家属非常了解治疗的痛苦和拒绝治疗的潜在危险，但是无论治疗多么痛苦，你都要坚持下去，并最终能够完全照顾自己，不断提高自我医疗和护理的能力。

由于大多数人对于糖尿病不了解，甚至产生一些误解，以致糖尿病

患者在工作、生活中会受到歧视,在工作中,往往因为糖尿病而不被雇用或解雇,许多孩子因为在学校受到歧视而被迫辍学,不少患者在医疗费用的报销上得不到保证,给他们的治疗带来很多困难。所以,我们呼吁给予糖尿病患者更多的关心和帮助,使他们能够像健康人一样生活和工作。

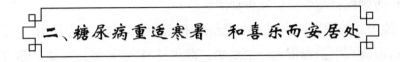

二、糖尿病重适寒暑 和喜乐而安居处

学生：老师,《黄帝内经》中有提到过劳会伤肾,能给我们分析一下哪些原因会导致消渴病肾虚吗?

老师：嗯,好的。这个问题可以从以下四方面来说。

1. 过劳伤神

过度劳累,以妄为常,则易耗脾气,健运失司,水谷精微无以濡养脏腑,生化无源,气血虚亏。津血同源,血虚津亏,五脏阴液不足,脾不为胃行其津液。胃津虚乏,则胃火亢盛,火灼津伤,而出现胃热、肺燥,消渴之症。思虑过度,劳伤心脾。阴血暗耗,心神失养致消渴。

2. 过逸伤气

贪图安逸,久卧少动,则脾气受伤,不能输布水谷精微,津液运行阻滞,气血瘀滞,久郁化火,出现消渴。

3. 房劳伤肾

房室无度,损伤肾元,尤其先天不足者,肾精耗竭,燥热内生。肾主一身之阴,肾阴亏虚,则心、肝、肺、脾、胃等脏腑阴液俱虚,阴虚燥热而消渴诸症丛生。

4. 下耗肾水

肝肾同源,肝火亢盛,暗耗肾水。肾水被耗,化源不足,水不能上承于肺,亦不能充养于胃,而致肺燥,胃热更甚。则出现口渴引饮无度,消谷易饥,小便浑如膏脂。

学生：老师,原来有那么多原因都能引起肾虚。想来养生保健在预防糖尿病中应该起到重要的作用。请问老师,在防治糖尿病中,中医养生主要有哪几方面?

老师:这个问题可以从以下5个方面来谈。

1. 顺四时而适寒暑

《素问·宝命全形论》中记载:"人以天地之气生,四时之法成。"人们要想维持正常生理功能,必须对自然界阴阳四时周期性变化作出适应性调节,否则就会变生或引发种种疾病。

消渴病的发生从内因上来说是由于体内阴阳水火失去平衡。从外因来说,有燥火三消与湿火三消之别。湿火三消之因,酒湿水饮之热,积于其内,时行湿热之气,蒸于其外,内外合受,郁久成热,湿热转燥,则三消乃作矣。可见时令之邪伤及人体,皆是引起消渴之疾的因素。因此,顺应四时阴阳变化规律,及时调整机体阴阳,使之趋于平衡,对消渴病的防治较为重要。

2. 和喜乐而安居处

正常的情志调节对人体脏腑气血阴阳的调和十分有益。怒伤肝,喜伤心,思伤脾,忧伤肺,恐伤肾,《黄帝内经》强调心神在人体生命活动中的重要性,并具体指出了调摄精神的方法是"精神内守,病安从来","恬淡虚无,真气从之"等。如果情志长期失于调节,则可致脏腑气血阴阳发生紊乱而发生疾病。

消渴病的发生发展与情志失调关系较为密切,七情郁结可诱发或加重消渴病情。如《灵枢·五变》中说:怒则气上逆,胸中蓄积,血气逆留,髋皮充肌,血脉不行,转而为热,热则消肌肤,故为消瘅",说明性情刚躁,思虑多怒,致木气郁遏,气逆化火,内火自燃,消灼阴津是形成消渴的主要原因。调神对消渴病的防治至关重要,对于消渴病患者来说,应保持乐观的态度,树立战胜疾病的信心。

3. 饮食有节

《备急千金要方·养老食疗》中说:"安身之本,必资于食……不知食宜者,不足以存生。"饮食有节的调养方法对防治消渴病尤为重要。如饮食失宜可致消渴病的发生。《丹溪心法·消渴》中说:"酒面无节,酷嗜炙煿……于是炎火上熏,腑脏生热,燥热炽盛,津液干焦,渴饮水浆而不能自禁"。在防治消渴病上,孙思邈提出:"其所慎有三:一饮酒,二房室,三咸食及面"。清代喻嘉言于《医门法律·消渴门》记载:"久之食饮酿成内热,津液干涸,求济于水,然水入尚能消之也,愈消愈渴,其膏粱愈无已,而中消之病遂成矣"。

针对消渴患者的饮食疗法,应做到:一是谨和五味,《素问·生气通天论》说:"阴之所生,本在五味;阴之五宫,伤在五味",做到"谨和五味",才有益健康。二是养助齐全,即主、副食合理搭配;三是力求饮食清淡少荤多淡,《素问·生气通天论》说:"膏粱之变,足生大疔",消渴患者更宜清淡;四是饮食有规律,尽可能地少食多餐,定时定量,这样才能符合人体的需求,维护气血阴阳的平衡。西医学在治疗糖尿病时首要的前提即饮食控制法,可见古人的认识极具科学性。

4. 起居有时

作息有常,遵循生活规律,居室环境舒宜。如《孔子家语·五仪解》中说:"夫寝处不时,逸劳过度者,疾共杀之"。孙思邈对居住环境提出了要求,"居处不得绮靡华丽,令人贪婪无厌,乃患害之源"。他还强调要"背山临水,气候高爽,土地良沃,泉水清美",与现代的认识相差无几。《黄帝内经》倡春夏夜卧早起、秋季早卧早起,冬季早卧晚起等"四气调神"之说,其理论基础在于人之寿夭与起居有常与否关系密切,天地升降唯阴阳升降而尽之矣,人亦应之。

5. 不妄作劳

活动量太过与不足对人体非但无益,反而有害。"外不劳形于事,内无思想之患,以恬愉为务,以自得为功,形体不敝,精神不散,亦可以百岁",谈及外不劳形则身安。《中藏经》中说:"人体欲得劳动,但不当使其极尔。动摇则谷气得消,血脉流通,病不得生"。王焘在《外台秘要》中说:"养性之道……人欲小劳。但莫久劳疲极也。亦不可强所不能堪耳。"据现代研究表明,运动可使糖耐量降低,增加胰岛素敏感性和减少心脑血管并发症的发生。这与中医学的认识不谋而合。另外消渴患者应审慎房劳以保其精。如《备急千金要方》中说消渴乃盛壮之时,不自慎惜,快情纵欲,极意房中,正如《素问·上古天真论》所言:"以酒为浆,以妄为常,醉以入房,以欲竭其精,以耗散其真",而加重消渴之病情。

第八章 糖尿病的运动疗法

运动疗法是治疗方式中的一个重要部分,适当的运动可以减轻体重,改善心血管功能,增进适应性和劳动能力,提高生活质量和健康感,降低胰岛素抵抗,改善血脂水平。

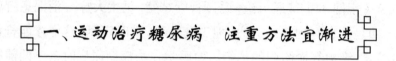

一、运动治疗糖尿病 注重方法宜渐进

学生:老师,西医学治疗糖尿病,尤其是糖尿病足、糖尿病周围神经病变是提倡适当运动的,中医也有这样的说法,请问具体有哪些方法?

老师:是的,确实中医也讲究运动调摄的。中医学说,"久卧伤气,久坐伤肉",缺乏运动往往是加重糖尿病及其并发症的重要因素。适当运动有利于血糖代谢,并可促进周围血液循环,改善周围神经的营养,防止神经损伤进一步加重及肌肉废用性萎缩。这早在隋朝《诸病源候论》中就指出消渴患者应"先行一百二十步,多者千步,然后食之",唐朝《外台秘要》亦提倡"食毕即行走,稍畅而坐"。运动方式不宜过于剧烈,能起到锻炼全身筋骨、肌肉作用的运动均可选用,如行走、慢跑、骑车、打太极拳等,根据个人喜好和条件,选择适合个体的运动方式及运动量,长期坚持,对本病的治疗均会有益。由于本病引起神经感觉功能异常,对外界温度刺激不敏感,洗澡、洗脚或泡脚的水温不宜太高,以防止烫伤,重者有可能引起继发感染,导致病情加重。

学生:老师,那糖尿病足在生活中和糖尿病治疗过程中要注意哪些?哪些措施有助于预防糖尿病足?

老师:好的,这个问题提得好,也很重要。预防糖尿病足,总结可以做好这以下几点:

（1）**最关键的还是有效地控制血糖**。

（2）**选择圆头、平底布鞋**。建议患者要选一双合适的鞋子，要求就是鞋子最好是圆头、平底的布鞋，并且鞋子要适当宽松，不能很紧，避免受到损伤。穿鞋也有讲究，每次穿之前，要先认真检查鞋子里面有没有小沙粒，鞋面鞋底有没有破洞，鞋底有没有不平整的地方。即使是夏天，也不穿露脚趾、脚跟的凉鞋或者拖鞋外出。不赤脚走路，以免足部受伤，导致感染。

（3）**选对袜子很重要**。一定要选既吸水又透气、松软暖和的棉质或者纯羊毛的袜子，而且每次都很认真地试试袜口。不要选择袜口太紧的袜子。天冷的时候，夜里睡觉时还可以多穿一层袜子，以保暖。

（4）**泡脚**。每天用温水泡脚。盆里放好水之后，先用自己的胳膊肘试试水温，然后再把脚放进水里。因为肘部的皮肤远比手部、脚部的皮肤敏感，如果肘部测水温，感觉合适就相当于水温不超过体温。泡脚时间不超过 30 分钟。洗完后，用柔软的干毛巾轻轻擦干，特别是脚趾缝要擦干。如果足部有溃疡，就不能泡脚。具体可以用生姜 50g，葱白 4 根、艾叶 30g，桂枝 30g，川芎 30g 煎煮后泡脚，水温不超过 35℃，一剂药可以泡 3 天。

（5）**脚上勿用爽身粉**。如果双脚容易出汗，一般不用爽身粉擦脚，避免堵塞足部皮肤的毛孔。

（6）**保护皮肤，避免溃疡**。每天洗完脚后都要认真检查足部皮肤，发现有破损、外伤要及时消毒、护理，避免伤口扩大。因为糖尿病引起的下肢血管和周围神经病变，使得足部皮肤对冷热甚至疼痛的感觉都没有以前那么敏感了，而且如果脚受到了外伤，即使只是小伤口，也能非常快地变成溃疡、感染，甚至导致皮肤、肌肉坏死。

（7）**剪指甲**。指甲刀要专人专用，剪指甲前要用温水泡脚 5 分钟，使指甲软化，剪的时候不易损伤皮肤。剪脚趾甲要特别小心，不要剪得过短，剪得过短一是让脚趾皮肤失去保护，二是容易伤及皮肤。

二、糖友运动能降糖　运动注意宜与忌

学生：老师，运动有益健康，糖尿病患者运动疗法能有利于控制血糖和体重，改善脂类代谢，增加胰岛素的敏感性，改善心肺功能，同时还给患者带来生活的自信心和乐趣。那么哪些伴有并发症的患者不宜?

老师：糖尿病患者一般不宜做剧烈运动。具体注意要点如下：

（1）血糖极不稳定者：比如 1 型糖尿病，胰岛功能几乎完全丧失，胰岛素完全缺乏，运动会使脂肪分解增加，血糖升高，在缺乏胰岛素的情况下，过多的血糖不能完全氧化分解，大部分分解为酮体，从而增加糖尿病酮症酸中毒的风险。

（2）反复发生低血糖者：已经在控制血糖，然而血糖控制极不稳定，经常发生低血糖者，建议优化血糖控制策略。发生低血糖对身体所带来的危害远远超过高血糖，有时甚至是致命的，所以，血糖控制的一个基本原则即宁高勿低。

（3）血糖高于 16.7mmol/L 者：血糖偏高，运动降糖效果微弱，建议首选在胰岛素控制血糖的基础上，运动＋饮食辅助控制血糖。本类人群在运动中发生酮症酸中毒风险较高。

（4）血压偏高，收缩压高于 180mmHg，或者舒张压高于 120mmHg 者：长期较高的血糖水平致使血管脆性较高，韧性较差，安静时血压偏高，运动后血压会更高，心脑血管破裂风险非常大。所以，血压高，建议先降低血压，收缩压在 150mmHg 以下，运动会相对安全。

（5）有严重心脏病，严重的心律失常、心功能不全、心绞痛或心肌梗死者应中止运动。

（6）脑供血不足者，建议在有人陪伴时，适量步行，禁止剧烈运动。

（7）糖尿病肾病，肾功能不全者：定期复查肾功、尿常规，若尿中有蛋白、红细胞及管型者应主动减少运动量。

（8）严重视网膜病变，眼底出血者：视网膜剥离及青光眼者，应在病情得到有效控制后再参加运动。

（9）发热、严重感染、活动性肺结核者：这些情况，应及时就医。

（10）糖尿病足等外周病变者：运动要选择合脚的运动鞋和棉袜，运动前、中、后注意饮水，运动后仔细检查双脚，发现红肿、青紫、水疱、血疱、感染等应及时处理，以免引发糖尿病足等并发症。运动后不要立即洗澡。